Hefte zur Unfallheilkunde
Beihefte zur Zeitschrift „Unfallheilkunde/
Traumatology"
Herausgegeben von J. Rehn und L. Schweiberer

154

F. Eitel

Indikation zur operativen Frakturenbehandlung

Experimentalchirurgische und klinische Aspekte

Mit 38 Abbildungen

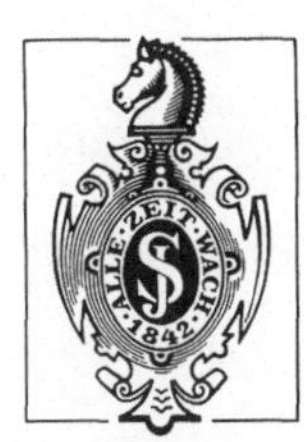

Springer-Verlag
Berlin Heidelberg New York 1981

Reihenherausgeber
Prof. Dr. Jörg Rehn
Chirurgische Klinik und Poliklinik der Berufsgenossenschaftlichen
Krankenanstalten „Bergmannsheil", Universitätsklinik
Hunscheidtstraße 1, 4630 Bochum

Prof. Dr. Leonhard Schweiberer
Direktor der Abteilung für Unfallchirurgie der Chirurgischen
Universitätsklinik, 6650 Homburg/Saar

Autor
Priv.-Doz. Dr. Florian Eitel
Abteilung für Unfallchirurgie der Chirurgischen Universitätsklinik
6650 Homburg/Saar

ISBN-13:978-3-540-10995-2   e-ISBN-13:978-3-642-81701-4
DOI: 10.1007/978-3-642-81701-4

CIP-Kurztitelaufnahme der Deutschen Bibliothek. Eitel, Florian: Indikation zur operativen Frakturen-
behandlung : experimentalchirurg. u. klin. Aspekte / F. Eitel. – Berlin ; Heidelberg ; New York :
Springer, 1981. (Hefte zur Unfallheilkunde ; 154)
ISBN-13:978-3-540-10995-2

NE: GT

Vorwort

Fehlergebnisse bei operativer Frakturenbehandlung entstehen erfahrungsgemäß zu einem beträchtlichen Teil durch Indikationsfehler. Die vorliegende Untersuchung will diese Problematik eingrenzen und durchschaubarer machen, denn empirisch-klinische Daten, meist retrospektiven Charakters, reichen offensichtlich zur Indikationsstellung nicht in allen Fällen aus. Es ist die Frage, ob prospektive oder prognostische Kriterien erarbeitet werden können, denn ein derartig theoretisch fundiertes Konzept wäre leichter diskutabel als rein empirische Daten und überhaupt an jedem Ort zu jeder Zeit leichter nachvollziehbar.

Grundgedanke der vorliegenden Arbeit ist, Indikation unter einem operationalen Aspekt als Entscheidungsprozeß darzustellen, welcher die klinische Situation in ihrer Gesamtheit sieht und dementsprechend ganz unterschiedliche Dimensionen wie klinische Empirie, Pathophysiologie, Krankenhausorganisation und am Rande auch ethische Fragen abdeckt. Die Intention dabei kann aber nicht sein, einen erschöpfenden und invarianten Abriß der Indikationsstellung nach Art von Kochrezepten zu geben, — dies geht schon nicht aus wissenschaftstheoretischen Gründen, da in der klinischen Praxis keine Situation der anderen vollständig gleicht, womit das Streben nach Vollständigkeit zur ins Uferlose gehenden Sisyphosarbeit würde.

Vielmehr wird der Versuch unternommen, das interdisziplinäre Problem: Indikation unter dem Blickwinkel eines systemtheoretisch analysierbaren Behandlungsentwurfes in die Diskussion zu bringen. Es ist beabsichtigt, wesentliche Aspekte des Indikationsbegriffes herauszugreifen, mit denen im praktischen Einzelfall ein Behandlungsplan gestaltet werden könnte.

Bei der Erarbeitung der vorliegenden Ergebnisse wurde mir von vielen Seiten Unterstützung zuteil, mein Dank gilt Frau G. Bach, Herrn Prof. K.H. Booz, Frau T. Felsing, Herrn Prof. V. Freitag und seinen Mitarbeitern, Herrn Prof. R. Grillmaier, Frau L. Grotefend, Herrn Prof. G. Harbauer und seinen Mitarbeitern, Herrn Oberrat Dipl. Math. W. Heinrich, Herrn Prof. F. Klapp, Frau M. Schmid, Herrn Prof. R.K. Schenk und Herrn Prof. L. Schweiberer.

Die vorliegenden Versuche wurden mit finanzieller Unterstützung der Deutschen Forschungsgemeinschaft Bonn-Bad Godesberg, AZ Schw 205/4, sowie Mitteln des Förderfonds der Arbeitsgemeinschaft für Osteosynthesefragen (AO) durchgeführt.

Homburg, Juli 1981   Florian Eitel

Inhaltsverzeichnis

1. Vorläufige Definition des Indikationsbegriffs und seine Problematik

Indikation wird verstanden als Heilanzeige, genauer: „als zwingender Grund zur Anwendung eines bestimmten Heilverfahrens in einem bestimmten Krankheitsfall, insbesondere eines operativen Eingriffes" (Pschyrembel 1964). Diagnose und Therapie werden offenbar scharf definierbar als Einheiten aufgefaßt, zwischen denen sich einfach eine kausale Beziehung in Form der Indikation herstellen läßt (Abb. 1).

Dem wissenschaftstheoretisch orientierten Biologen erscheint eine derart eindimensionale Verknüpfung problematisch angesichts der Komplexität von Organismen mit ihren funktionell untrennbar vernetzten Organsystemen. Die Einordnung des Indikationsbegriffs als Brückenschlag, als Relation zwischen Krankheitserkennung und Behandlungsverfahren erscheint aber sinnvoll, wenn man Indikation nicht als kausalen „Grund" sondern als Entscheidungsprozeß sieht.

Dem Kliniker stellt sich die Frage, ob nicht eine operationale Indikationsdefinition in Gestalt einer Entscheidungsmatrix angepaßter sei an die augenscheinliche Mehrdimensionalität der Lebensvorgänge.

Tatsächlich steht die Indikation zur operativen Knochenbruchbehandlung zur Diskussion: Operativ orientierte Orthopäden und Chirurgen verweisen auf die operationsbedingte Verbesserung der funktionellen Ergebnisse, welche sich in einer Verminderung der Rentenleistungen der Versicherungsträger im Vergleich zu den Leistungen während der vorwiegend konservativ ausgerichteten, voroperativen Ära der Frakturenbehandlung niederschlägt (Allgöwer, Perren 1980).

Vertreter konservativ ausgerichteter Behandlungsverfahren, besonders in Österreich und im anglo-amerikanischen Sprachraum, weisen zu Recht darauf hin, daß mit zunehmend operativer Orientierung der Frakturenbehandlung neue Krankheitsbilder aufgetreten sind: Nekrosepseudarthrosen waren in der voroperativen Ära nahezu unbekannt, Infektionen bei geschlossenen Frakturen rare Ausnahmen. Im günstigsten Fall muß bei operativ versorgten, geschlossenen Frakturen mit einer Infektrate zwischen 0,5% und 1,5% gerechnet werden (Allgöwer 1971), bei offenen Frakturen um 7% (Allgöwer 1978), unter vorwiegend konservativem Behandlungsregime werden 3,9% Infektionen bei offenen Frakturen (Jahna 1980), bei geschlossenen Frakturen 0,19% (Jahna 1977) angegeben.

Derartig ausgeprägte Unterschiede werfen zahlreiche Fragen auf, vor allem die Frage nach der Indikation bekommt hier Konturen, zumal dann, wenn Literaturübersichten mit Zahlen aus mehreren, verschiedenen Kliniken betrachtet werden: Es lassen sich aus Literaturzusammenstellungen (Burri 1979) für operierte, geschlossene Frakturen inklusive ortho-

Indikation
Diagnose⸻⟶ Therapie

Abb. 1. Schematische Darstellung des Ansatzes zu einem Algorithmus der Indikation in Form einer Folgebeziehung zwischen Gesundheitsstörung und Behandlungsverfahren

2

pädische Wahleingriffe (n = 19022) im Mittel 3,85% infektiöse Komplikationen unterschiedlicher Schweregrade errechnen, wobei die Spannweite der Angaben zwischen 0,3% und 13% liegt (Burri, Rüter, 1978). Nimmt man an, daß das Morbiditätsspektrum annähernd homogen verteilt ist, was in unserer technisierten Zivilisation naheliegend erscheint, daß die Asepsis hohen Standard hat und die Operateure ihr Handwerk gelernt haben, so dürfte die Ursache dieser Diskrepanz wesentlich in der Indikation zu suchen sein; Grund genug, sich damit kritisch auseinanderzusetzen. Hinzu kommt, daß selbst dann, wenn die Notwendigkeit zum operativen Vorgehen anerkannt wird, keine Übereinstimmung in Bezug auf das jeweilige Verfahren besteht. Gerade bei Unterschenkelfrakturen bleibt offen, ob man nageln, verplatten oder gar einen äußeren Festhalter verwenden soll. Es kann allerdings nicht Aufgabe der vorliegenden Untersuchung sein, für jede nur denkbare Frakturform im einzelnen die entsprechende „Indikation" und damit das Behandlungsverfahren zu erarbeiten, was zudem aus biologischen und wissenschaftstheoretischen Gründen prinzipiell unmöglich erscheint. Auch kann es nicht gelingen, invariant für alle Zeit festzulegen, wo die Grenzen operativer im Vergleich mit konservativer Therapie liegen, vielmehr ist beabsichtigt, konzentriert auf die operative Therapie, Rahmenbedingungen zu untersuchen für die Handhabung der Indikationsstellung mit der Frage: Was ist Indikation?

Im Hinblick auf die oben gegebene vorläufige Definition läßt sich diese Frage wie folgt präzisieren: In welchen wissenschaftlichen Kontext, speziell in welches pathophysiologische Umfeld ist die Indikation einzuordnen, und wie könnten Indikationskriterien zur operativen Frakturenbehandlung aussehen?

Methodisch wird dabei so verfahren werden, daß zunächst der Hintergrund, das Begriffsumfeld, in Form pathophysiologischer Daten zu Diagnose und Therapie allgemein charakterisiert wird (Antezedenzdaten), dann spezielle Fragen der Wechselwirkung von Behandlungsverfahren mit dem Wundheilungsprozeß untersucht werden, um daraufhin schlußfolgernd ein Konzept der Indikation zu skizzieren.

2. Antezedenzdaten: Theorie der Knochenregeneration

Regeneration ist definiert als organotypischer Ersatz verloren- oder zugrundegegangener Gewebsbezirke. Durch Differenzierung und Proliferation, ausgelöst durch den Verletzungsreiz, werden Gewebe erneuert und Wunden geheilt. Dabei wiederholt Regeneration die Ontogenie. Frakturheilung ist als Spezialfall der Wundheilung anzusehen, bei dem — verglichen mit dem Heilungsprozeß in Weichgeweben — zusätzlich das Problem der Stabilisierung auftritt.

2.1 Begriffskategorien

2.1.1 Frakturdefinition

Frakturen des Stützorgans stellen durch mechanische Energieeinwirkung entstandene Kontinuitätsunterbrechungen dar, deren wesentliche klinische Zeichen schmerzhaft ausfallende Belastbarkeit, falsche Beweglichkeit und im Röntgenbild Spaltbildungen in der normalerweise homogen durchgängigen Knochenstruktur sind. Demnach können Knochenbrüche als mehr oder weniger ausgedehnte Substanzverluste aufgefaßt werden, die Instabilität zur Folge haben. Instabilität erscheint als Relativbewegung der Fragmente bei Beanspruchung des betreffenden Skeletabschnittes.

Die Frakturdiagnose ist mittels topographisch-anatomischer, ätiologischer und funktionell-biologischer Kriterien möglich, sie werden im klinischen Gebrauch häufig miteinander verquickt. Deshalb erscheint eine ordnende Auflistung angebracht (Tabelle 1).

2.1.2 Dimensionen der Indikation

Die gegebene Auflistung zeigt die Mehrdimensionalität des Diagnosebegriffs. Berücksichtigt man zudem pathophysiologische Nebenwirkungen der eingesetzten Therapie wie Frakturkrankheit, immobilisationsbedingte Versteifungen, sekundäre Fehlstellungen oder verzögerte Heilung und Infektion, so wird auch der Therapiebegriff vor diesem pathophysiologischen Hintergrund mehrwertig, so daß insgesamt die Beziehung zwischen Diagnose und Therapie vielfältig, kompliziert, mit einem Wort: mehrdimensional wird.

Unter diesem Blickwinkel scheint demnach eine Erweiterung der Indikationsdefinition von einer kausal-eindimensionalen Folgebeziehung zu einer mehrdimensionalen Relation erforderlich. Da ohnehin häufig Indikation als „Indikationsstellung" verstanden wird, liegt die Erweiterung des Begriffs zu einer operationalen Definition im Sinne eines Entscheidungsprozesses nahe.

Mit der Verlagerung des Indikationsbegriffs in diese Kategorie erhöht sich dessen Leistungsfähigkeit, indem er nun den gesamten Bereich klinischer Praxis umfaßt. Denn nun fallen unter Indikation auch ethische und pragmatische Kriterien, was sich in Bezüge fassen

4

Tabelle 1. Tabellarische Auflistung der Beziehungen zwischen klinischer Nomenklatur und kategorialer Einteilung von Frakturen

Klinische Nomenklatur (mit Synonymen)		Kriterien zur Fraktureinteilung
Luxationsfrakturen, Riß-, Depressionsbrüche, Meißel-, Impressionsbrüche, osteochondrale und chondrale Frakturen, Frakturen der Wachstumsfugen, kindliche Schenkelhalsfrakturen	A_1	**A. Fraktur-Topographie** A_1 Gelenkbereich
Kompressionsfrakturen von Metaphysen und Wirbelkörpern	A_2	A_2 spongiöser Bereich
Schaftfrakturen, diaphysäre Frakturen mit und ohne entsprechender Dislokation	A_3	A_3 corticaler Bereich
Traumatische oder pathologische Substanzdefekte, Frakturen mit Interponaten, Abrißfrakturen, Distraktionsfrakturen	B_1	**B. Fraktur-Ätiopathogenese** B_1 Defektfrakturen
Trümmer-, Stück-, Berstungs-, Dreh- und Biegungskeilfrakturen. Butterfly-fracture, fracture à deux étages	B_2	B_2 Mehrfragmentfrakturen
Spiral-, Torsionsfrakturen, Schräg-, Biegungsbrüche, Querfrakturen, Fissuren, Infraktionen	B_3	B_3 Zweifragmentfrakturen
Atrophe Pseudarthrosen, Nekrosepseudarthrosen, Ermüdungsfrakturen, pathologische Frakturen, Amputationsfrakturen Infektpseudarthrosen	C_1	**C. Fraktur-Pathophysiologie** C_1 Frakturen ohne spontane Regeneration
Oligotrophe Pseudarthrosen, verzögerte Bruchheilung, Refrakturen, infizierte Frakturen, offene Frakturen zweiten und dritten Grades mit oder ohne vasculär-neurogene Begleitschäden, geschlossene Frakturen mit drittgradiger Weichteilkontusion	C_2	C_2 Frakturen mit gestörter Regeneration
Offene Frakturen ersten Grades, geschlossene Frakturen mit erst- oder zweigradiger Weichteilkontusion	C_3	C_3 Frakturen mit spontaner Regeneration

läßt wie: Rehabilitation, Leidminimierung, nil nocere − Krankenhausorganisation, Aus-, Weiterbildungs- und Fortbildungsorganisation, instrumental-technische Ausrüstung, Dokumentation, Qualitätskontrolle. All diese Dimensionen ärztlichen Handels wollen berücksichtigt sein, soll das Ziel der funktionellen Wiederherstellung des Patienten erreicht werden durch voraussichtige Abschätzung von Wirkungen und Gegenwirkungen. Im folgenden wird der Indikationsbegriff in weiterer Näherung an die Fragestellung zunächst in der pathophysiologischen Kategorie zu untersuchen sein, im Rahmen der Schlußbetrachtung werden dann pragmatische und ethische Aspekte berücksichtigt.

2.2 Pathophysiologie der Frakturheilung

Die Pathophysiologie der Frakturheilung umfaßt die morphologischen und funktionellen Aspekte der osteogenen Regeneration, die im Zusammenhang mit der Verletzung besser als Reparation bezeichnet würde, um sie von der unter physiologischen Bedingungen kontinuierlich ablaufenden Gewebsmauserung (Haversscher Umbau, internal remodelling) begrifflich abzusetzen; denn auch der unverletzte Knochen besteht nur scheinbar aus unverändert formkonstanter Hartsubstanz, realiter lebt Knochen, befindet sich in einem Gleichgewicht (Epker, Frost 1965) von innerem Ab- und Anbau (Osteolyse und Osteogenese) oder − wenn man den Gesamtprozeß unter dem Oberbegriff der Regeneration betrachtet − in stetem, physiologischem Umbau.

2.2.1 Methodologische Vorbemerkung

Es versteht sich von selbst, daß alle Kenntnis dieses Umbauprozesses methodengebunden ist. So wird die jeweilige Beschreibung des funktionell-dynamischen Zustandes immer dann statischen Charakter haben, wenn von morphologischen Strukturen auf pathophysiologische Funktionen geschlossen wird. Der real existierende Prozeß ist nur im mehr oder weniger abstrakten Modell nachzubilden. Die hierin liegenden Grenzen der Aussagemöglichkeiten müssen deshalb kritisch gesehen werden, wenngleich sich experimentalchirurgische Modellbildungen aufgrund der mit ihnen gegebenen Voraussagemöglichkeit von pathophysiologischen Zuständen bewährt haben.

Im Rahmen dieser Problematik hat es sich als sinnvoll erwiesen, mehrere für sich in ihrer Aussagefähigkeit zwar begrenzte, aber voneinander unabhängige Methoden zu kombinieren (Eitel, Schenk, Schweiberer 1980): An- und Abbau von Knochen findet in funktionsgestörten Gewebearealen statt (Frost 1963), der Vitalitätszustand kann mit Hilfe der Fuchsinpermeabilität (Frost 1959, 1960) unentkalkter Knochendünnschliffe und der Anfärbbarkeit von dort lokalisierten Zellelementen diagnostiziert werden.

An- und Abbau stellen hochaktive Stoffwechselprozesse dar, die hierin verwickelten Zellen sind auf eine intakte Mikrozirkulation angewiesen, welche aus dem Begriff der Vascularisation abgeleitet werden kann, dessen Merkmale sich wie folgt darstellen lassen:
a) Zahl von Gefäßanschnitten pro Volumeneinheit des entkalkten Knochenquer- bzw. -längsschnittes (Vascularität),
b) Verzweigungsrichtung der Gefäße in Bezug auf die periostale oder endostale Knochenoberfläche,
c) Vernetzungsgrad, qualifizierbar als Zahl der Gefäßanastomosen pro Volumeneinheit.

6

Untersuchungen der Hämodynamik mit Radioisotopen (Kelly 1968; Shim 1968; Mc-Elfresh, Kelly 1974) und anderem methodischen Ansatz (Branemark 1961; Owen, Howlett, Triffit 1977) zeigen im Vergleich zu mikroangiographischen Bildern (Trueta, Cavadias 1955; Brookes, Harrison 1957; Rhinelander 1968; Schweiberer, Van de Berg, Dambe 1970), wenn diese nach den genannten Parametern ausgewertet werden, ein identisches Ergebnis, was die Validität mikroangiographischer Methodik beweist. Demnach ist der Schluß vom statischen Bild des Gefäßverteilungsmusters (a und b) und des Vernetzungsgrades (c) auf den dynamischen Zustand (flow/Zeiteinheit) und damit auf einen wesentlichen Parameter der Mikrozirkulation möglich.

Der Knochenanbau (Osteogenese) kann mit Hilfe der polychromen Sequenzmarkierung (Rahn 1977) dargestellt werden, wobei verschiedene fluorescierende Farbstoffe, zu unterschiedlichen Zeitpunkten verabreicht, in der Zone verkalkender Knochengrundsubstanz abgelagert werden. Die Betrachtung dieser Anfärbungen von aktiven Mineralisierungszonen im ultravioletten Licht ergibt ein dynamisches Bild des Anbaues (Osteogenese, Apposition). Anbau in reiner Form findet sich bei periostal appositionellem Dickenwachstum im Laufe der Skeletentwicklung oder bei der Überbrückung der Frakturzone im Rahmen der Callusbildung und Spaltauffüllung, worauf im einzelnen noch einzugehen sein wird. Dieser appositionelle Knochenbildungsmodus wird im englischen Sprachraum als „modelling" bezeichnet.

Remodelling bezeichnet demnach die Resorption oder Erosion vorbestehender Knochenstruktur (Osteolyse) in Verbindung mit der nachfolgenden Apposition (Osteogenese), der englische Begriff ist synonym mit Haversschem Umbau (Resorption und Apposition).

Methodisch ist der Abbau (Osteolyse) schwerer zu fassen (Schenk, Merz, Müller 1969) als der osteogene Anbau (Apposition und Osteogenese). Auf die Resorptionstätigkeit kann aus der Höhlenbildung in der Knochengrundsubstanz im Verein mit anderen Strukturparametern (Jaworski, Lok 1972) geschlossen werden. Da jedoch enge histogenetische Beziehungen zwischen Gefäßgewebe und Knochenzellen bestehen (Schenk 1967), Gefäßgewebe also mit großer Wahrscheinlichkeit Zellpol auch für osteoklastische Knochenzellelemente ist (Reurink, Vermeiden 1977), dürfte der Schluß vom Gefäßverteilungsmuster in vorgeschädigten Zonen auf die vorgängige Resorptionstätigkeit, also von der Gefäßeinsprossung in avasculäre Knochenbezirke (Revascularisierung) auf die Resorptionstätigkeit, erlaubt sein, zumal Knochenresorption mit einer dichteren Gefäßverteilung (Gorham, West 1964) sowie erhöhtem Blutfluß (Kelly 1968) in Verbindung gebracht wird.

Der Umbau ist demnach nicht mit einer Methode vollständig zu erfassen, was aber für Fragen, welche den posttraumatischen Regenerationsprozeß betreffen, nicht von ausschlaggebender Bedeutung sein dürfte, da die Reparation durch zwei der drei Parameter, Revascularisierung und Apposition, hinreichend definiert erscheint.

Aus diesen methodischen Vorbemerkungen ergibt sich, daß die folgende Untersuchung auf der Gewebeebene angesiedelt ist. Dieser methodische Ansatz in mikroskopischen Dimensionen erscheint insofern sinnvoll, als die klinisch-praktische Tätigkeit des Chirurgen sich als Zusammenhangstrennung und Wiedervereinigung von Gewebselementen beschreiben ließe, in Übereinstimmung hierzu erscheint die Dimension des theoretisch-experimentellen Ansatzes auf der Gewebeebene vorgegeben. Methodenkritisch muß dabei aber im Auge behalten werden, daß Untersuchungsergebnisse, die im makromolekularen Bereich, also unter dem Gewebelevel, gewonnen wurden, nicht mit denen verglichen werden können, die in makroskopischen Dimensionen erarbeitet werden, da auf den verschiedenen Ordnungsstufen eigene, nicht übertragbare Funktionszusammenhänge vorliegen. Unter Berücksichtigung dieser Problematik gelingt es aber immerhin, auf der nächstniedrigen Organisationsstufe zumindestens Teile des Funktionsmodells der nächsthöheren Ebene zu beschreiben. Die auf diese Weise dargestellten Abbilder morphologischer Strukturen lassen dann den Analogieschluß auf Funktionen von Gewebskomponenten zu, da Form und Funktion korrelieren. Werden aber Ordnungsstufen übersprungen, so haben die Modelle der niedrigsten Stufen keinen Erklärungswert mehr für die höheren. So ermöglichen die Strukturen kleinster Dimensionen, des makromolekularen Bereichs, ebensowenig das Verständnis von Gewebefunktionen wie die Erscheinungen im makroskopischen Bereich (beispielsweise in Form der klinischen Röntgentechnik), da Gesetze der einen Untersuchungsebene nicht ohne weiteres auf andere Untersuchungsdimensionen übertragen werden können. Diesem Dilemma kann man entgehen, wenn eine möglichst breit gelagerte Synthese mehrerer unabhängiger Untersuchungsmethoden vorgenommen wird, so daß es nicht vorkommen kann, daß, je tiefer man in den Mikrokosmos hinuntergeht, das „Gesichtsfeld" und damit die Erklärungsfunktion von Modellen immer enger wird, so daß die Funktionen der höchsten Organisationsstufen, wie hier etwa der Gewebe, methodenabhängig unsichtbar werden. Diese Gefahr wird durch die Kombination der voneinander unabhängigen, genannten Methoden für die vorliegende Fragestellung gering, weil die Ergebnisse, die auf mikroskopischer Ebene durch histologische Technik (Schenk 1965) und polychrome Sequenzmarkierung erarbeitet werden, mit den Ergebnissen mikroangiographischer Technik verglichen werden, wobei letztgenannte Technik zwischen der rein mikroskopischen und der makroskopischen Dimension einzuordnen ist. Mikroangiographie, histologische und radiographische Techniken stellen ein Spektrum von Untersuchungsmethoden her, das die makroskopisch-klinische sowie die gewebliche Organisationsstufe des Skelets bis in den mikroskopischen Bereich lückenlos umfaßt (Eitel, Schenk, Schweiberer 1980). Insofern sollten Aussagen zum Regenerationsprozeß, der mit der Pathophysiologie der Frakturheilung definiert wird, möglich sein.

2.2.2 Osteogenese und Osteolyse

Verschiebungen des Umbaugleichgewichtes von Osteogenese und Osteolyse werden je nach biomechanischer und biologischer Konstellation auch unter physiologischen Bedingungen beobachtet (Sedlin, Villanueva, Frost 1963). Bei der osteogenen Reparation ist das Umbaugleichgewicht in Summe nach der Anbauseite hin verschoben, da Defekte aufgefüllt und Instabilitätszonen überbrückt werden müssen. Die Umbauvorgänge verlaufen gerichtet auf eine Wiederherstellung der vorbestehenden Knochenarchitektonik in Gestalt von Hartgeweben mit Hohlräumen und einhüllenden bzw. ausfüllenden Weichgeweben. Der Umbau erfolgt demnach an periostalen und endostalen Umfängen des Knochens, die als äußere oder freie Oberflächen bezeichnet werden können, und im Gefäßkanalsystem, das als innere Oberfläche anzusehen ist.

2.2.2.1 Strukturbildung (Histogenese und Organogenese).

Knochenumbau ist stets gebunden an intakte Mikrozirkulation (Schenk, Willenegger 1964; Willenegger, Perren, Schenk 1971). Knochenneubildung erfolgt nur im Bereich der Diffusionsstrecke von Gefäßen, die im Knochengewebe etwa 0,1 mm mißt (Schenk 1978), also etwa einen halben Osteonendurchmesser. Kein Osteocyt ist weiter als 0,14 mm vom nächsten Gefäß entfernt (Currey 1960).

8

Liegen Gefäße der äußeren Knochenoberfläche frei auf, so bilden sie zweidimensionale Netzsysteme (Staubesand 1961), in Gewebe eindringende und damit einem tiefen, dreidimensionalen Capillarbett vorgeschaltete Arterien sind Endarterien (Staubesand 1961), sie zweigen sich baumartig auf.

An freien Oberflächen kann Knochen sofort — ohne vorangehende Lyse vorbestehender Knochengrundsubstanz — abgelagert werden, es entstehen dann entsprechend der Gefäßarchitektur (Hulth, Olerud 1962) primäre Appositionsstrukturen in konzentrischen Schichtungen um das jeweilige Blutgefäß. Diese Baueinheit wird entsprechend dem unmittelbaren Bildungsmodus Primärosteon oder Appositionsosteon genannt (Gross 1934; Hert, Hladikova 1961; Enlow 1963). Diesen Osteonen fehlt im allgemeinen die Kittlinienbegrenzung (Vanderhoeft, Kelly, Peterson 1962). Ihre Architektonik wird in Analogie zum maschenartigen Gefäßnetz der Knochenoberfläche als plexiform charakterisiert (plexiforme bone, Enlow 1963). Primärstrukturen entstehen vorgängig bei der Organentwicklung, etwa dem periostalen Dickenwachstum, Primärstrukturen sind Wachstumsstrukturen der Ontogenese (Knese, Titschack 1962).

Sekundärstrukturen sind Ergebnis von histogenetischen Anpassungs- und Reifungsprozessen im Skelet höherer Species und älterer Individuen (Knese 1956). Beim Menschen beginnt die Sekundärosteonenbildung mit dem ersten Lebensjahr und erreicht zwischen dem 6. bis 15. Lebensjahr einen Höhepunkt. Periostal gelegene Primärstrukturen werden aber bis ins hohe Erwachsenenalter zu Sekundärstrukturen umgebaut (Amprino, Bairati 1936). Sekundärstrukturen entstehen im Rahmen der enchondralen Ossifikation, ihr Bildungsmodus besteht in Resorption (Erosion) und nachfolgender Apposition. Sie weisen Kittlinienbegrenzungen auf.

Während bei der Primärknochenbildung die Volumenvermehrung führendes histomorphologisches Kriterium ist, besteht mit der Sekundärosteonenbildung die Möglichkeit zur strukturüberwindenden Erneuerung vorbestehender Knochenareale, also zum Ersatz, weshalb sie als Substitutionsosteone beschrieben werden (Ponlot 1958).

Die relativen Anteile der beiden Strukturformen (Abb. 2) an der Knochenarchitektur sind abhängig von Species, Rasse, Alter sowie Lokalisation des Präparates am Skelet (Knese, Titschack 1962; Eitel, Seiler, Schweiberer 1981).

2.2.2.2 Strukturwiederherstellung (osteogene Reparation). Die Natur arbeitet ökonomisch und hat für den Regenerationsprozeß keine neuen Mechanismen eingeführt, sondern verwendet die von der Ontogenese her bekannten Knochenbildungsmodi.

Primäre Strukturen entstehen dabei im Rahmen des spontanen Frakturheilungsverlaufes mit dem Callus. Erst nach erfolgter Stabilisierung durch den Callus werden in vermehrtem Umfang Sekundärosteone gebildet, die untergegangenes oder niedriger differenziertes Füllgewebe definitiv und organotypisch entsprechend der physiologischen Osteonenarchitektur ersetzen, womit Regeneration im eigentlichen Sinne vollzogen ist.

Allerdings konnte für den Umbau an inneren Oberflächen auch gezeigt werden (Eitel, Schenk, Schweiberer 1980), daß hier eine der primären Apposition vergleichbare Osteonenbildung auftritt, indem Gefäße in vorbestehende Gefäßkanäle (Volkmannsche Radiärkanäle und Haverssche Längskanäle der Sekundärosteonenstruktur) einsprossen, ohne daß die Kanalwand erosiv aufgeweitet würde. Dabei differenzieren offenbar Gefäßwandzellen zu osteogenetischer Leistung und tapezieren eine dünne, einschichtige Lage von Knochengrundsubstanz (Osteoid) auf die vitalitätsgestörte Kanalwand, so daß ein vitales Kleinosteon im vitalitätsgestörten Sekundärosteon im Sinne der Verbundbauweise gebildet wird.

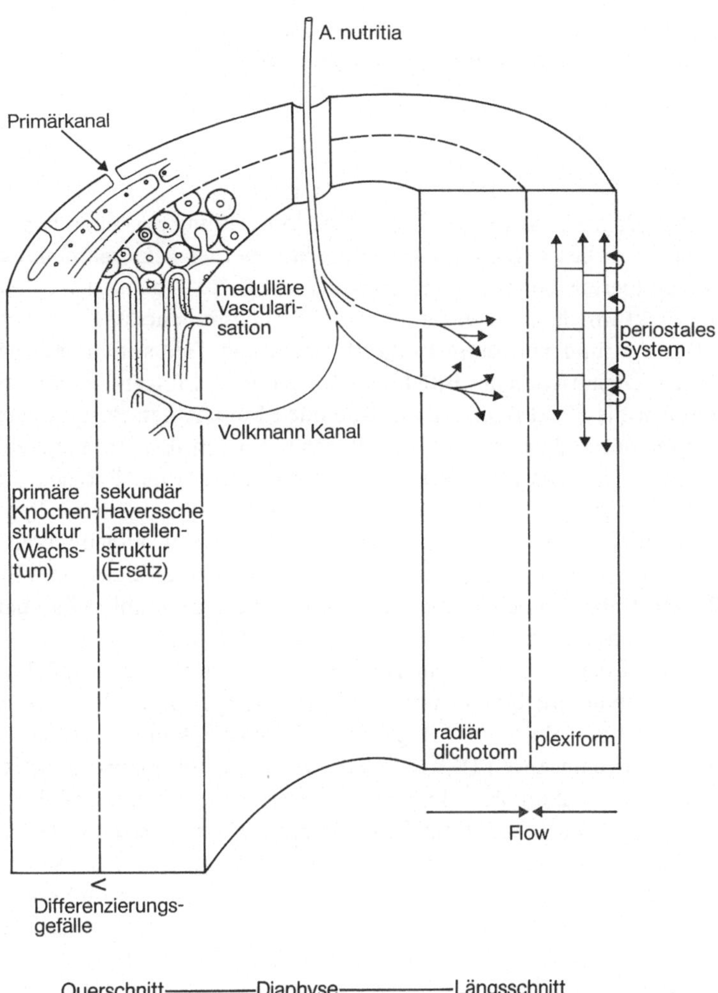

Abb. 2. Schematische Darstellung des Zusammenhanges zwischen postnataler Knochenarchitektur und Vascularisation, gezeichnet nach histologischen Serienschnitten von Primärstrukturen (Ratte, Kaninchen, Schaf), Sekundärstrukturen (Mensch, ausgewachsene Hunde) und Mischstrukturen (wachsende Hunde). Rechts im Bild das Gefäßmuster, links im Bild die entsprechende Knochenstruktur

Zahlenmäßig weitaus bedeutender ist jene Form der intrakanalären Osteogenese (Schenk, Willenegger 1963), die als Apposition hinter einer Resorptionsfront des osteoklastischen Bohrkopfes auftritt. Dieser aus vorgängiger Osteolyse und nachfolgender Osteogenese bestehende Umbau, der wiederum gefäßabhängig abläuft, kann einerseits durch Aufweitung und Wiederauffüllung vorbestehender Gefäßkanäle vonstatten gehen, wie dies vorwiegend in plexiformen Knochenstrukturen in Gestalt von Kanalerosion und Apposition zu sehen ist, wodurch ein *strukturkonformer* Umbau erreicht wird. Andererseits und hauptsächlich findet sich diese resorptionsabhängige Umbauform aber in den Endstadien der Frakturheilung als *strukturüberwindender* Haversscher Umbau im Sinne einer biologischen Integration zur physiologisch orientierten Sekundärstruktur.

2.2.3 Heilungsmodi

2.2.3.1 Heilung mit Callus. In Analogie zur Heilung per secundam intentionem in Weichgeweben wird dieser Heilungsmodus mit knöcherner Sekundärheilung bezeichnet. Im folgenden soll hierfür der Ausdruck „Heilung mit Callus" benützt werden, synonym wird „spontane Frakturheilung" oder „indirekte Knochenbruchheilung" verwendet.

Das epi- und periossäre Frakturblastem, der Callus, führt auf dem Boden der fibroblastischen Organisation des Bruchhämatoms mit nachfolgender chondro-desmaler Ossifikation zu einem die Frakturzone überbrückenden knöchernen Primärgewebe, wobei die Verlaufsrichtung der kollagenen Fibrillen zumindestens in den Anfangsstadien ungeordnet — nicht lamellär — ist. Diese Umwegsdifferenzierung dient der initialen Stabilisierung (biomechanische Integration) und entspricht dem histomorphologischen Typ des Geflechtknochens. Die arterielle Versorgung des überwiegend periostal ausgebildeten Callus erfolgt entsprechend dem primär-appositionellen Bildungsmodus durch die netzförmige Gefäßarchitektonik der freien Knochenoberfläche und ist damit unmittelbar parossalen Ursprungs mit entsprechend zentripetalem Flow, relativ zur Markhöhle gesehen.

Ist die Fixation durch Callus erfolgt, so wird der Callus parallel zum intracortical Haversschen Umbau zunehmend durch Resorption porosiert oder — so er noch biomechanische Aufgaben hat — durch zentrifugal-transcorticale Sekundärosteonenbildung in die Compactaarchitektur einbezogen (Schweiberer, Dambe, Eitel, Klapp 1974; Schweiberer, Eitel 1980). In diesem Stadium des Umbaus — stabile Konstellation, medulläre Vascularisation und periostale Vascularisation im Callus vorausgesetzt — treten transcortical medullo-periostale Gefäßanastomosen auf, vorher — im Bildungsstadium des Callus — ist *keine* zentripetale Revascularisierung ernährungsgestörter Compactabezirke im Sinne einer Kompensation des ausgefallenen medullären Blutflusses zu beobachten, sofern die Knochenarchitektur *sekundärtypisch* gebaut ist (Schweiberer, Schenk 1977).

Unter den Bedingungen der spontanen Frakturheilung ist demnach die Tendenz zu beobachten, das der Compacta eigene Gefäßnetz entsprechend physiologischen Verhältnissen mit zentrifugal medullo-periostal gerichtetem Stromfluß wiederherzustellen (Abb. 3).

Wird mit einer Fraktur das Haupternährungsgefäß des Röhrenknochens, die meist dorsocranial proximal in den Markraum eintretende Arteria nutritia, durchtrennt, entsteht für die proximal der Durchtrennungsstelle gelegenen Diaphysenabschnitte keine Ernährungsstörung. Distal der Durchtrennungsstelle ist der Stromfluß in den absteigend verzweigten Nutritia-Fächer unterbrochen, allerdings kommt es hier über Anastomosen mit dem metaphysären, eigenständig versorgten Gefäßnetz zu einer Stromumkehr. Diese Kompensation über physiologischerweise bestehende medullo-metaphysäre Anastomosen verhindert bei spontaner Bruchheilung Ernährungsstörungen des distalen Fragmentes und gewährleistet dort die Aufrechterhaltung des zentrifugalen Stromflusses in die Corticalis. Inwieweit eine intracorticale Kompensation bei ausfallender medullärer Gefäßversorgung aus periostalen Arealen möglich wird, ist im Schrifttum umstritten, hierauf wird noch einzugehen sein. Unter physiologischen Bedingungen versorgt die Arteria nutritia — allerdings abhängig von Species, Alter und Topographie des Untersuchungsortes — die Diaphyse mehr oder weniger vollständig (Nelson, Kelly, Peterson, Janes 1960) sowie ein Drittel der Metaphyse (Larson,

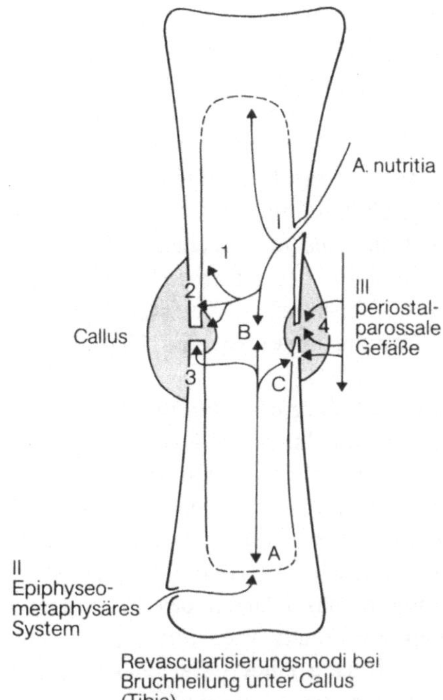

Abb. 3. Revascularisationsmodell bei Bruchheilung unter Callus am Beispiel der Tibia: Schematische Zeichnung der vasculären Reparation: zentrifugal medullo-periostal gerichteter Stromfluß in der sekundärtypisch strukturierten Corticalis, mindestens 70% werden beim Erwachsenen von der A. nutritia versorgt.

(*1*) Hypervascularisation an freien Oberflächen, (*2*) invasive Revascularisierung mit radiär zentrifugaler Gefäßverteilung, (*3*) Haversscher Umbau mit longitudinaler Gefäßverteilung, (*4*) unabhängig aus parossalen Gefäßgebieten gespeiste periostale Vascularisation mit primärtypisch strukturiertem Gefäßverteilungsmuster.

Im Verlauf des Stabilisierungsprozesses lassen sich verschiedene Gefäßanastomosierungen feststellen: (*A*) Anastomosierung des absteigenden distalen Nutritiafächers mit dem epiphyseo-metaphysären System. Unter physiologischen Bedingungen werden 33% der sekundärtypisch strukturierten Metaphyse von der A. nutritia versorgt. Unter der Verletzungssituation kann hier eine Stromumkehr stattfinden, (*B*) Transfragmentäre Anastomosierung der durchtrennten Gefäßfächer, (*C*) Transcorticale medullo-periostale Anastomosen im Rahmen des corticalen Umbaues nach callöser Stabilisierung der Fraktur.

Topographie der physiologischerweise beobachtbaren Gefäßgebiete: (*I*) System der A. nutritia, (*II*) Epiphyseo-metaphysäres System, (*III*) Periostal-parossales System

Kelly, Janes, Peterson 1961). Jugendliche haben einen größeren Anteil an periostal ernährten Primärstrukturen (Eitel, Klapp, Jacobson, Schweiberer 1981). Der venöse Abstrom erfolgt beim Erwachsenen unter physiologischen Bedingungen teils zum Markraum hin, teils transcortical zum Periost, intracortical laufen Venen und Arterien meist parallel (Nelson, Kelly, Peterson, Janes 1960).

Der zeitliche Ablauf der Heilung mit Callus bis zur Stabilisierung variiert unter therapeutischen Bedingungen je nach Species, Alter, Lokalisation und Frakturtyp, ist jedoch beim Hund innerhalb von 3–6 Wochen abgeschlossen. Der abschließende intracorticale

12

Umbau zur vitalen, ursprünglichen Haversschen Architektonik hängt vom Schädigungsmuster, d.h. der Ausdehnung intracorticaler Nekrosezonen, ab. Beim Hund beträgt die
Resorptionsstrecke durchschnittlich 0,06 mm/Tag, die Appositionsdicke 0,0015−0,002
mm/Tag, die Osteonenbildungszeit 6−8 Wochen; beim Menschen liegt die Resorptionsstrecke im Schnitt bei 0,035−0,1 mm/Tag, die Appositionsrate bei 0,001−0,002 mm/Tag
und die Osteonenbildungszeit bei 4−20 Wochen (Schenk 1980).

Für die Sekundärheilung hat dieser langsame Umbauprozeß insofern nur untergeordnete
Bedeutung, als die mechanische Stabilisierung solange durch den Callus erfolgt, bis die
Tragfähigkeit des Knochenrohres wiederhergestellt ist. Dies ist allerdings anders bei der
Heilung ohne Callus, wo nicht komplett umgebaute Nekrosezonen als Orte mechanischer
Schwächung anzusehen sind. Hier gewinnt das Refrakturproblem an Bedeutung.

2.2.3.2 Heilung ohne Callus. Wenn ein Implantat die mechanische Neutralisierung von Frakturzonen im Sinne der Kraftableitung vom Knochen übernimmt, fehlt der Callusbildung
induzierende Reiz, die Umbautätigkeit findet dann nur an inneren Oberflächen statt, analog
dem Endstadium der Heilung unter Callus. Die Frakturüberbrückung erfolgt dann alleine
durch die vorwachsenden Osteone im Sinne der Verzapfung über den Spalt hinweg, der
Haverssche Umbau ist der alleinige Reparaturmechanismus (Schenk 1978). Ein Hindernis
ist hierbei das Klaffen des Frakturspaltes aufgrund von submakroskopischen Trümmer-
zonen. Bei Spaltweiten *unter* 1 mm findet sich dennoch knöcherne Durchbauung, indem
zunächst nach einer Latenzzeit von wenigen Stunden nach der Verletzung invadierende
Gefäße die zur osteogenetischen Leistung erforderlichen Zellelemente in den Spaltbereich
bringen, worauf wenig primärer Faserknochen auf die Fragmentoberflächen abgelagert
wird. Dann wird der Frakturspalt lamellär aufgefüllt, womit die biomechanische Integration
erreicht ist (Spaltheilung). Die endgültige architektonische Wiederherstellung des Spalt-
bereiches wird in einem zweiten Schritt durch longitudinal spaltüberbrückendes Vorrücken
des Haversschen Umbaues erreicht. Die Toleranzgrenze für die knöcherne Spaltüberbrückung
beträgt 0,5 mm (Schenk, Willenegger 1977), darüber wird der Spalt bindegewebig aufgefüllt
und sekundär knöchern überbrückt.

Die intracorticale Umbautätigkeit folgt der ARF-Regel (Frost 1966), was bedeutet, daß
nach einer dem Trauma folgenden *Aktivierungs-* oder Latenzphase *Resorption* und schließlich *Formation* von neuem Knochen feststellbar ist. Da die initiale osteoklastische Resorption mehr Substanz abräumt als unmittelbar nachfolgend osteoblastisch abgelagert werden
kann, resultiert eine Porosierung der Corticalis, die im Mikroradiogramm sichtbar ist und
allmählich mit zunehmendem Anbauvolumen nach Monaten beseitigt wird.

Die Bildung von Primärstrukturen (Callus, Wachstum, modelling) fällt nicht unter die
ARF-Regel, worauf auch Frost (1972) mit der Unterscheidung von woven bone (Geflecht-
knochen) und lamellar bone (Haverssche Osteone) hinweist.

Bei direktem Kontakt der Bruchfragmente tritt der Haverssche Umbau ohne Vorstufen
auf, es erscheint nur das finale Reparaturstadium in Gestalt des osteoklastischen Bohrkopfes
mit dem nachfolgenden Osteoblastenmantel und der Gefäßschlinge (Kontaktheilung). Dieser Prozeß entspricht qualitativ dem unter physiologischen Bedingungen auftretenden
Haversschen Umbau, dem gegenüber er lediglich quantitativ gesteigert ist und in den er mit
zunehmender Verzapfung der Frakturflächen ausklingt.

Zusammenfassend lassen sich folgende Reparationstypen unterscheiden:
1. Callusbildung an äußeren Oberflächen,

2. Erosion der Compacta über vorbestehende Kanäle und Apposition,
3. Resorptive Neubildung Haversscher Systeme.

2.2.4 Korrelation von Heilungsmodus und Revascularisierung

Bei der Strukturbildung wurde bereits gezeigt, daß die Knochenstruktur beim primären Bildungsmodus von der Gefäßarchitektur bestimmt wird. Dies gilt entsprechend für die perivasculäre Faserknochenbildung im Callus, die den Hauptteil des Anbauvolumens ausmacht, und rein appositionellen Charakter hat. Dementsprechend weist Callus ein primärstrukturtypisches plexiformes Gefäßnetz auf mit zentripetaler Verzweigungsrichtung und zahlreichen anastomotischen Querverbindungen. Callusbildung und Oberflächenhypervascularisation sind als methodisch bedingt differenzierte Aspekte desselben pathophysiologischen Prozesses anzusehen. Gleiche Verhältnisse finden sich bei der vasculären Spaltinvasion und knöchernen Spaltauffüllung im Rahmen der Spaltheilung des callusfreien Heilungsmodus. Hier liegt ein primär appositioneller Heilungsmodus bei Oberflächenhypervascularisation vor, die im Rahmen des verletzungsbedingten, inflammatorischen Proliferationsstadiums auf dem Boden oberflächenkongruenter Gefäßsprossung entsteht. In diesem ersten Stadium findet noch keine Gefäßinvasion in die Compacta statt, das Gefäßnetz des appositionellen Knochens bleibt scharf an der Corticalisgrenze abgesetzt. Jedoch ist die Gefäßvermehrung und -erweiterung an den äußeren Oberflächen die Bedingung für den Aufschluß der inneren Oberflächen, der durch strukturkonforme Invasion präformierter Gefäßkanäle (Eitel, Schenk, Schweiberer 1980) oder strukturüberwindend durch resorptive Kanalneubildung (Schenk, Willenegger 1967; Tappen 1977) gekennzeichnet ist. Dieses zweite Stadium führt zur resorptiven Porosierung der Corticalis, in welchem die resorptive Leistung der Baueinheiten (Frost 1973) das histomorphologische Bild prägen. Mikroangiographisch liegt hier Revascularisierung im eigentlichen Sinne vor, in Gestalt von Gefäßeinsprossung in zuvor avasculäre oder devascularisierte, von Stromunterbrechung betroffene, kurz: vitalitätsgestörte Gebiete. Kriterien, mit denen dieser Vorgang qualitativ zu beschreiben ist, sind:
1. Zahl der Gefäßanschnitte pro vitalitätsgestörte Volumeneinheit,
2. Eindringtiefe der Gefäßsprossen in Vergleich zur äußeren Oberfläche,
3. Verzweigungsrichtung der Gefäßsprossen und damit Ordnungsgrad des Verteilungsmusters,
4. Anastomosenzahl der Gefäßverzweigungen untereinander oder mit selbständigen Gefäßgebieten benachbarter Topographie.

Während im Stadium der Oberflächenhypervascularisation und im Stadium der Gefäßinvasion noch chaotisch verlaufende Gefäßknäuel vorkommen können, nimmt das Gefäßverteilungsmuster mit zunehmender Dauer und Verlagerung des Haversschen Umbaus in diesem dritten Stadium zunehmend einen geordneten Verlauf, der in Sekundärstrukturen dem physiologischen Gefäßverteilungsmuster mit seinen fächerförmig verzweigenden Gefäßbäumen entspricht (Abb. 2). Die Endaufzweigungen der Arterien münden nun in das longitudinale Haverssche System, womit der physiologische Stromfluß wiederhergestellt ist.

Von Transplantationsversuchen kennt man die invasive Revascularisierungsgeschwindigkeit unter stabilen Bedingungen (Clark, Clark 1939; Stringa 1957; Eitel, Schweiberer, Saur, Dambe, Klapp 1980). Sie wird bei der lockeren Spongiosastruktur mit 0,22–0,43 mm/Tag angegeben und dürfte in Comptacta aufgrund der zu erbringenden Resorptionsleistung 5–

14

10mal niedriger sein (Maatz, Lentz, Graf 1953). Damit liegt die Gefäßinvasion in der Grössenordnung der Resorptionsgeschwindigkeit osteoklastischer Bohrköpfe. Im Hinblick auf die geschilderten Analogien läßt sich eine enge Korrelation zwischen den Ergebnissen histomorphologischer und mikroangiographischer Technik herstellen (Tabelle 2).

2.2.5 Beziehung zwischen biomechanischer Konstellation, Osteogenese und Vascularisation

Die biomechanische Konstellation kann als Spannungsverteilung definiert werden, die in einem Skeletabschnitt aufgrund der auftretenden Beanspruchungen ableitbar ist. Für klinische Belange genügt die Charakterisierung der biomechanischen Konstellation als stabil, in diesem Zusammenhang reagiert der Knochen auf Beanspruchung mit *elastischer* Verformung und zeigt keine Materialermüdungserscheinungen, geschweige denn Kontinuitätstrennung und Dislokation; die Konstellation ist instabil, wenn Kontinuitätsunterbrechungen auftreten und unter Beanspruchung Relativbewegungen der Knochenfragmente respektive des Knochens zum Implantat vorkommen. Biege- und Torsionsmomente resultieren unter Belastung des Knochenrohres und verursachen in dessen Querschnitt Druck-, Zug- und Scherspannungen, da das Material diesen Momenten Widerstand entgegensetzt. Solange der materialabhängige Verformungswiderstand größer ist als die einwirkende Belastung, besteht Stabilität.

Schon Galilei soll über den Einfluß mechanischer Beanspruchung auf die Gestalt des Knochens nachgedacht haben (Kummer 1977). Wolff mit seinem Gesetz von der Transformation der Knochen (1892) und Roux in seiner Entwicklungsmechanik (1895) haben

Tabelle 2. Korrelation zwischen histomorphologischen und mikroangiographischen Befunden bei der Frakturheilung. Die einzelnen Phasen gehen fließend ineinander über und sind nur aufgrund der angewandten Untersuchungsmethoden als unterscheidbare Strukturformen feststellbar

Frakturheilungsstadium	Histomorphologie	Mikroangiographie
Stabilisierungsphase 1	Erosion äußerer Oberflächen Callusbildung (primär: Apposition)	Gefäßsprossung und -erweiterung an äußeren Oberflächen (Oberflächenhypervascularisation)
Invasionsphase 2	Erosion und Resorption innerer Oberflächen (sekundär: Substitution) strukturkonformer oder strukturüberwindender Umbau	Radiäre Gefäßinvasion in präformierte Kanäle mit oder Erosion innerer Oberflächen (Kanalauffüllung), Bildung von Kanälen durch strukturüberwindenden Umbau (Kanalneubildung)
Umbauphase 3	Haversscher Umbau zur physiologischen Knochenarchitektur	Longitudinale Umlagerung des Gefäßverzweigungsmusters, Rückbildung der Oberflächenhypervascularisation

dann einen morphogenetischen Effekt der biomechanischen Konstellation hypostasiert. Pauwels (1965) baute die Theorie der funktionellen Anpassung durch Quantifizierung der mechanischen Beanspruchung von Knochengewebe (Biomechanik) aus. Bassett (1971) beschrieb die Reaktion des Knochens auf Beanspruchung mit kybernetischen Regelkreismodellen und Frost (1964) faßte die Umbauvorgänge mit mathematischen Modellen. Dennoch ist bis heute ungeklärt, wie im einzelnen mechanische Energie in Zellarbeit umgesetzt wird. Zudem bereitet die Bestimmung biomechanischer Größen in vivo erhebliche Schwierigkeiten.

Als sicher darf gelten, daß Umbauvorgänge des Knochens von der biomechanischen Konstellation — im Sinne der klinischen Definition — beeinflußt werden. Die nähere Charakterisierung dieses funktionellen, biomechanischen Reizes ist schwierig: Statische Kompression, also über die Zeit weitgehend konstante Druckkraft, sowie Distraktion haben keinen Effekt auf das remodelling von Primärstrukturen (Matter, Brennwald, Perren 1975), ebenso wenig reagieren Sekundärstrukturen auf diese Belastungsformen mit gesteigertem Umbau (Coutts, Weinberg, Harris 1972).

Dagegen führt — methodisch schwer faßbar — dynamische Kompression, also über die Zeit pulsierende Druckkraft, die auch als intermittierende elastische Verformung charakterisiert werden kann, am unverletzten Knochen zur periostalen Geflechtknochenbildung (Martin 1924; Müller 1924; Chamay, Tschantz 1972). Am frakturierten Knochen beobachtet man bewegungsinduzierte Callusbildung (Yamagishi, Yoshimura 1955; Hutzschenreuter, Perren, Steinemann, Geret, Klebel 1969). Callus weist Primärstruktur auf, seine zelluläre Differenzierung als Frakturblastem und seine Wachstumsrichtung sind biomechanisch geregelt (Knöfler 1967); oben wurde gezeigt, daß Primärstrukturen sich entsprechend der Architektur und Sprossungsrichtung des zugrunde liegenden Gefäßnetzes entwickeln. Daraus folgt, daß Gefäßarchitektur und Sprossungsrichtung bei Primärstrukturen von der biomechanischen Konstellation abhängen. Tatsächlich ergeben Untersuchungen des Gefäßverteilungsmusters im Callus eine Abhängigkeit der Ordnungsstruktur von der biomechanischen Konstellation. Bei erheblichen Relativbewegungen ist der Gefäßverlauf ohne jedes Ordnungsmuster (Eitel, Dambe 1972; Eitel, Dambe, Klapp, Müller, Schweiberer 1974). Im Vergleich dazu führt Stabilisierung zur Richtungsorientierung von ungeordneten Gefäßbüscheln (Eitel, Klapp, Dambe, Schweiberer 1976). Weiterhin ist der Umbau periostaler Primärstrukturen, die am unverletzten Knochen durch unphysiologische Belastung erzeugt werden können (Martin 1920; Eitel 1971), durch Sekundärosteone von einer Neuordnung des ortsständigen Gefäßnetzes durch die zentrifugal vordringenden Gefäßbäumchen begleitet (Schweiber, Eitel 1980), so daß auch ein Einfluß der biomechanischen Konstellation auf die Gefäßverteilung bei Sekundärstrukturen wahrscheinlich ist. Es ist anzunehmen, daß Gefäßsprossung und damit die Gefäßverteilung störanfällig gegenüber Instabilität ist, aber nicht nur in dem Sinne, daß eine direkte mechanische Beeinträchtigung der Gefäße selbst stattfände, sondern daß die Gefäßsprossung durch die Relativbewegungen und die dadurch bedingte fortwährend wechselnde Verformung des Gewebes zu ungeordneter Büschelbildung abgelenkt wird, möglicherweise parallel oder infolge einer biomechanischen Beeinflussung der Fasertextur.

Zusammenfassend läßt sich feststellen, daß Knochenbruchheilung, sei es mit oder ohne Callus, strukturell als Spektrum von Osteolyse- und Osteogeneseformen darstellbar ist, die funktionell gesehen als einheitliche Reaktionsform in Gestalt des osteogenen Umbaues erscheinen, der als negativ rückgekoppelter Regelkreis erfaßt werden kann (Abb. 4).

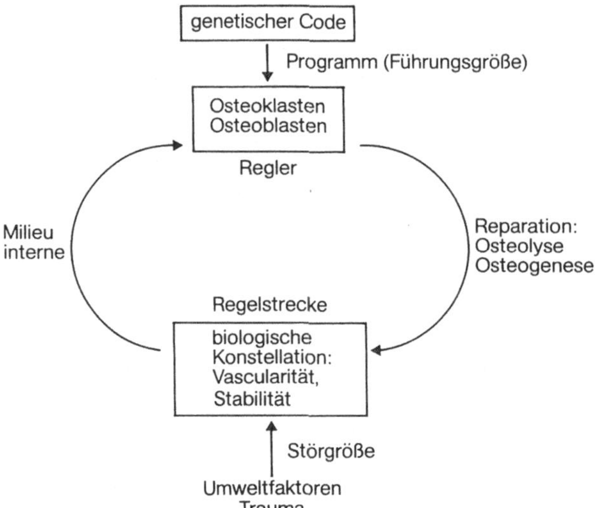

Abb. 4. Reaktionsmodell der Knochenbruchheilung: Regler ist die Zellpopulation, Regelstrecke die Knochengrundsubstanz. Führungsgröße ist der genetische Code, Störgröße Umweltfaktoren wie Traumatisierung

Für die Indikationsstellung von Bedeutung ist, in welcher Weise die verschiedenen Behandlungsformen in den dargestellten Regelmechanismus eingreifen. Dazu müssen zunächst im folgenden die Prinzipien der Frakturenbehandlung besprochen werden.

2.2.6 Prinzipien externer und interner Fixation

Aufgabe der Fixationsmittel ist der Schutz der Fraktur vor Störkräften, die meist in Form von Biege- oder Torsionsmomenten auftreten. Sie können durch Beeinflussung der Spannungsverteilung neutralisiert werden. Die Kraftübertragung von einem Fragment zum anderen bzw. zwischen Knochen und Implantat ist wegen der zwischen den Kontakflächen hergestellten Reibungshaftung möglich. Dabei sind prinzipiell zwei Anordnungen möglich: 1. abstützende Schienung und somit gesteuerte Ableitung der auftretenden Belastung über den verletzten Skeletabschnitt selbst, 2. umlenkende Kraftaufnahme und somit gesteuerte Ableitung der auftretenden Belastung größtenteils über ein Implantat.

Diese beiden Prinzipien bewirken verschiedene Konstruktionen des Fixationsmittels: Abstützung wird in reiner Form durch externe Fixation in Gipsverbänden oder interne Fixation mit Nägeln im Markraum erreicht, Kraftumlenkung (Leitz 1974) durch äußere Fixation mit dem äußeren Festhalter (Fixateur externe) oder innere Fixation mit epiperiostal an die Knochenoberfläche verschraubten Platten. Unter zentrischer Schienung erfolgt bei Beanspruchung die Belastung des Knochenquerschnittes, durch die exzentrische Montage der Plattenosteosynthese und den damit verbundenen exzentrischen Kraftangriff wird der Knochenquerschnitt entlastet (Hanser, Harms, Mittelmeier 1974), was aufgrund der dann bestehenden Hebelarme zu Biegemomenten führt, die in Relativbewegungen am Frakturspalt resultieren können. Deshalb muß ein „Klebeeffekt" an den Bruchflächen eingeführt werden, d.h. die interfragmentäre Reibungshaftung muß erhöht werden. Dies geschieht durch axiale statische Kompression mittels Vorspannung der Platte in Längsrichtung. Da die Montage aber exzentrisch liegt, würde alleinige längsaxiale Vorspannung zum Klaffen des plattenabseitigen Bruchspaltes bei Kompression der plattennahen Frakturzone führen (Schenk 1964). Diesem Effekt kann durch Hohlbiegung der Platte begegnet werden (Diehl 1974), so daß die mit Schrauben auf den Knochen gepreßte Platte begradigt wird, wodurch die hohlbiegungsabhängige Aufpreßkraft der nach Art einer Blattfeder verformten Plattenenden den plattenabseitigen Frakturspalt komprimiert (Perren, Cordey, Enzler, Matter, Rahn, Schläpfer 1978) (Abb. 5). Die nach dem Prinzip der Vorspannung funktionierende Plattenosteosynthese führt zu einer Versteifung des Knochenrohres im Auflagebereich, so daß *lastabhängige Deformationen* des Knochens in vermindertem Maße auftreten, es besteht eine funktionelle Entlastung des Knochens durch die Platte. Diese biomechanische Wirkung hat offenbar biologische Konsequenzen im Sinne eines gesteigerten resorptiven Umbaus (Spongiosierung) des knöchernen Plattenlagers, der vom Plattenbett zum Markraum hin umso weiter fortschreitet, je höher der Elastizitätsmodul der Platte ausfällt, d.h. je steifer das System ist (Diehl, Mittelmeier 1974). Eine Verbesserung der biomechanischen Konstellation ergibt sich, wenn die interfragmentäre Kompression durch *senkrecht* zur Frakturfläche wirkende „Druckschrauben" (Zugschrauben) erzielt wird. Mit Schrauben lassen sich hohe Vorspannkräfte erzeugen (Mittelmeier 1974). Aber bei alleiniger Zugschraubenosteosynthese in der genannten Winkelstellung würden, bedingt durch die schräg verlaufende Frakturfläche, destabilisierende Scherspannungen bei axialer Belastung (Biegebeanspruchung) auftreten. Diese Kräfte werden deshalb durch eine zusätzlich zur Schraubenosteosynthese angebrachte Platte *neutralisiert* („Neutralisationsplatte").

Die optimale Montagelokalisation für Platten ist die Zugspannungsseite, also diejenige Oberfläche, wo sich durch (infolge exzentrischer Belastung des Knochens) auftretende Biegemomente die Zugspannungen konzentrieren; dies ist die konvexe Seite. Hier nimmt die Platte Zugspannungen auf, als Kraftresultante am Knochenquerschnitt ergibt sich

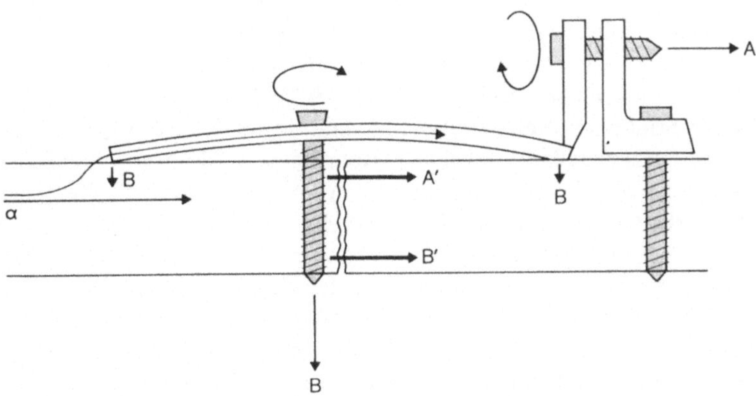

Abb. 5. Resultanten statischer Kompression bei exzentrischem Kraftangriff (α) einer vorgespannten (*A*) und hohlgebogen auf die Oberfläche komprimierten (*B*) Platte. Infolge A ergibt sich plattenseitige Kompression A'. Infolge B resultiert B' plattenseitig als statische Druckkraft

eine zugspannungsabhängige Druckkomponente; diese spannungsverteilende Anordnung wird mit Zuggurtung bezeichnet (Weber 1975; Labitzke 1976). Unter Zuggurtungsanordnung besteht am Bruchspalt zusätzlich *dynamische*, da lastabhängige Kompression, die offenbar biologische Wirkung hat (Pauwels 1940; Friedenberg, French 1952; Epker, Frost 1965; Allgöwer 1968; Chamay 1972; Lanyon 1974). Dynamische Kompression greift vermutlich steuernd in den Frakturheilungsprozeß ein. Unter Druckplattenosteosynthese beim Schaf kommt es zu einem Abfall der interfragmentär *statischen* Kompression über die Zeit, was durch biologisch bedingten Umbau erklärt wird (Perren, Huggler, Russenberger, Allgöwer, Mathys, Schenk, Willenegger, Müller 1969). Somit ist jede auf dem Prinzip der interfragmentären Kompression und der Verankerung durch statische Kompression bestehende Osteosynthese als eine Wette aufzufassen zwischen der Schutzwirkung und umbaubedingter Implantatlockerung, wobei sich die Schutzwirkung bei korrekter Montage, d.h. der möglichst breitflächigen und plattenseitig kontaktierenden Abstützfläche der Fragmente (Fragmentfläche ~Abstützfläche), auf der sicheren Seite befindet, da der Druckabfall parallel zum Heilungsprozeß abläuft, so daß ausreichende Belastbarkeit gewährleistet ist. Als günstiger hat sich in diesem Zusammenhang die dynamische Kompression unter selbstspannenden Platten erwiesen (Allgöwer, Perren, Matter 1970; Mittelmeier 1973; Biehl 1974). Die Osteosynthese wird aber immer dann auf der unsicheren Seite liegen, wenn minimale Relativbewegungen zwischen Knochen und Implantat oder zwischen den Fragmenten aufgrund unzureichender Kraftaufnahme wegen fehlender Reibung zwischen Platte und Knochen bzw. fehlender interfragmentärer Kompression wegen fehlender Vorspannung oder Hohlbiegung möglich ist, denn Bewegung induziert erosive Substanzdefekte der Oberflächen (Ganz, Perren, Rüter 1975), was wiederum zur weiteren Stabilitätsminderung aufgrund sich vermindernder Abstützflächen führt, so daß über kurz oder lang die ganze Montage zusammenbricht, dadurch daß Schrauben ausreißen, oder das Implantat einen Ermüdungsbruch erleidet. In diesem Zusammenhang besonders schädlich ist die Sperrwirkung der Platte bei fehlender Abstützung der Frakturflächen auf der Gegenseite. Insofern ist die Platte aus Distanzhalter bei Knochendefekten nur bedingt verwendbar. Hier ist der Fixateur externe in differenzierten Montageformen eher anzuwenden. Zusammenfassend hängt die Stabilität biomechanisch einerseits von den Materialdimensionen (Diehl 1974) und der Vorspannung der Platte sowie der Relation Abstützfläche zu Frakturfläche ab, andererseits von den infolge Beanspruchung lastabhängig auftretenden Kraftmomenten. Dasselbe gilt für den Fixateur externe, der in analoger Weise biomechanisch wirksam ist (Boltze 1976; Kleining, Hierholzer 1976; Kuderna 1977; Burri, Rüter 1978; Labitzke, Henze 1978; Müller, Stratmann, Rehn 1979; Hofmann, Berger, Hild 1980).

Die intramedulläre Nagelung (Rohr-im-Rohr-Montage) stabilisiert durch Abstützung, wobei die Steifigkeit des Nagels Biegemomente abfängt. Der Nagel-Knochen-Kontakt, die „Arbeitslänge" (Allen, Piotrowski, Burstein, Frankel 1968) des Nagels im proximalen und distalen Fragment spielt eine besondere Rolle. Die Rotationsstabilität ist zur Arbeitslänge proportional. Schon Drehmomente von 40 kp cm erzeugen Drehfehlstellungen, durch die Eigenschwere des Beines können Biegemomente bis zu 400 kp cm auftreten (Diehl, Hanser 1975), die den Bruchspalt aufklappen. Wird das Bein dagegen belastet, so gleiten die Fragmente auf der inneren Schiene gleichsam aufeinander, und die Stabilisierung erfolgt durch dynamische Kompression. Die hierbei auftretenden Verformungen des Knochens wirken als Reiz auf die Knochenbildung, so daß Nagelungen ohne periostale Callusauflagerung zu den Ausnahmen zu rechnen sind.

Rotationsstabilität besteht nur bei relativ kleinen Biegemomenten, so daß eine Umkonstruktion durch Verriegelung mit Querbolzen in beiden Hauptfragmenten erfolgte (Küntscher 1968; Klemm, Schellmann 1972). Dann allerdings wirkt der Nagel nicht als Schiene, sondern durch Kraftaufnahme über die Querbolzen als Kraftträger, dies ist für die Distanzerhaltung bei Oberschenkeldefektfrakturen von Bedeutung.

In Abwandlung zur statischen Verriegelung mit zwei Querbolzen kann auch nur ein Fragment mit einem Querbolzen gefaßt werden, dann besteht eine dynamische Verriegelung, bei Belastung kommt der Bruchspalt unter dynamische Kompression. Das Prinzip des Marknagels ist damit erhalten. Allerdings besteht hier ebenfalls keine Rotationsstabilität (Hudec, Hančevič, Schellmann 1977). Die Arbeitslänge des Nagels wird aber durch diese Maßnahme verlängert, so daß noch an die unmittelbare Schaftmitte angrenzende Frakturen des zweiten und vierten Fünftels (Klemm, Schellmann, Vitalli 1974) stabilisiert werden können.

Ohne funktionelle Belastung ist der Marknagel als Schienung nicht übungsstabil (Diehl 1975). Küntscher (1968) sah die Wirkungsweise in einer elastischen Verklemmung des Nagels in der aufgebohrten Markhöhle nach Art einer Drei-Punkte-Abstützung. Um dies zu erreichen, darf der Nagel nicht zu starr, d.h. mit zu großem Querschnitt und ohne offenes Profil, konstruiert werden, da sonst keine elastische Querverklemmung (Pfister, Frigg 1980) erreicht wird und eine Abstützfunktion unmöglich wird. Nägel mit anderem technischen Design wie die Hackethalsche Bündelnagelung (Schweiberer 1971) oder die Endersche Federnagelung (Vecsei, Kalla 1976) arbeiten nach demselben Prinzip. Auch Kompressionsnägel sind entwickelt worden (Mittelmeier 1975), ohne daß sie aber eine größere klinische Bedeutung erlangt hätten.

Externe Fixation im Gips erreicht nur unvollkommene Stabilisierung aufgrund der Elastizität des knochenumgebenden Weichteilmantels, weshalb Böhler (1941) eine Verkürzung der Fraktur als nützlich ansah. Allerdings lassen sich bei bestimmten Frakturformen in funktionell belastbaren Gipsverbänden gute Resultate erzielen (Widmer, Gmür, Stühmer, Doerig, Bianchini 1977).

Prinzip der Osteosynthesemontagen ist also Kraftumlenkung durch kompressionsbedingte Reibungshaftung oder Schienung durch Abstützung.

Das Ziel von Osteosynthesen ist per definitionem die stabile Verbindung der Bruchfragmente, die mit den heutigen technischen Mitteln biomechanisch wirksam nur durch interfragmentäre Kompression, sei sie statischer oder dynamischer Art, erzielt werden kann. „Stabile" Osteosynthese ist eine Tautologie, „instabile" Osteosynthese ein Widerspruch in sich. Wird beim Eingriff keine interfragmentäre Kompression erreicht, obgleich möglich und beabsichtigt, so ist das nicht als Osteosynthese, sondern als „Operation am Knochen" (Rehn, Katthagen 1980) zu bezeichnen. Eine Osteosynthese durch einen Gips zu „schützen", entspricht nicht dem Therapieziel. Defekte müssen durch Distanzhalter und zusätzliche biologisch orientierte Therapieverfahren behandelt werden.

Bei korrekter Diagnose, biomechanisch orientierter Indikation und biologisch angepaßter Operationstechnik ergeben die modernen Osteosyntheseverfahren (Müller, Allgöwer, Schneider, Willenegger 1977) keine Schwierigkeiten hinsichtlich der Stabilisierung, die Biomechanik ist heute weitgehend problemlos beherrschbar. Es bleibt die Frage, ob dies auch für den biologischen Sektor gilt, zumal neuerlich die Diskussion darüber auflebt, ob Ernährungsstörungen durch Marknagelung aufgrund der dabei notwendigerweise eintretenden Zerstörung des Hauptgefäßsystems zu erwarten sind (Pfister, Rahn, Perren, Weller 1979).

3. Experimentelle Daten

Die Antezedenzdaten haben den Einfluß biomechanischer Größen auf den Frakturheilungsprozeß gezeigt, die folgende Untersuchung beschäftigt sich mit den biologischen Wechselwirkungen der Implantate. Sie werden in ein durch mechanisch-traumatische Energieeinwirkung kompromittiertes Wirtslager gebracht, wo Störwirkungen auf zwei Arten denkbar
sind:
1. Devascularisierung durch das Einbringen des Implantates,
2. Störung der Revascularisierung durch das Verbleiben des Implantates am Knochen.

3.1 Material

Für die Untersuchung der Vitalitätsstörung unter Nagelung wurden 15 Hunde verwendet,
davon schieden 3 wegen Infektion oder interkurrenter Erkrankung aus, einer davon aus
einer Gruppe von 5 einjährigen Bastardhunden beiderlei Geschlechts, die aus demselben
Wurf stammten und aus Standardisierungsgründen zum Versuch herangezogen wurden.
Die Epiphysenfugen waren geschlossen, die Tiere ausgewachsen, ihr Gewicht lag zwischen
15 und 18 kg. Die übrigen 10 männlichen und weiblichen Tiere, vorwiegend Schäferhunde
und deren Bastardformen, wogen zwischen 25 und 36 kg, keiner war unter zwei Jahren
oder über 5 Jahre alt.

Zur Untersuchung der Vitalitätsstörung unter Plattenosteosynthese wurde eine Kontrollgruppe aus 6 Schäferhundbastarden gebildet, die analoge Alters- und Gewichtsverteilung
aufwies.

3.2 Methodik

3.2.1 Versuchsanordnung

Die ersten 15 Tiere wurden wie unter klinischen Bedingungen durch in den speziellen Dimensionen der Hundetibia angefertigte AO-Marknägel versorgt. Im einzelnen wurde dabei
so vorgegangen, daß in Rückenlage bei $N_2$0-Halothan-ITN-Narkose nach Längsspaltung des
Ligamentum patellae die Markhöhle mit Pfriem an der Vorderkante eröffnet und dann
zwischen 7 und 10 mm bis zum sicheren Corticaliskontakt in Schaftmitte unter Spülung
und langsam aufgebohrt wurde. Dabei wurde so verfahren, daß nach dem ersten Corticaliskontakt um einen vollen Millimeter weiter aufgebohrt wurde. Dadurch ließ sich intraope-
rative Rotationsstabilität der Nagelung erreichen. Dann wurde durch laterale Incision in
Schaftmitte die Tibia — bei der Humansituation analoger Anatomie — wie unter klinischen
Bedingungen dargestellt und mit der preßluftgetriebenen Säge unter Irrigation mit Ringerlösung V-förmig (Hund 1—10) oder schräg (Hund 11—15) in der vorher ausgemessenen
Schaftmitte osteotomiert, passager durch medial zangenbefestigte Platte ohne größere

Denudierung stabilisiert und der Nagel unter Abstützung des Unterschenkels auf dem Operationstisch in üblicher Weise eingebracht. Postoperativ konnten die Tiere sofort belasten, was nach wenigen Tagen schmerzfrei und ungehindert geschah. Die unverletzte Gegenseite diente als Kontrolle. Bei einem Hund (H 1) wurde zur Kontrolle nur aufgebohrt und osteotomiert, bei einem zweiten (H 6) beide Tibiae lediglich aufgebohrt, so daß als reine Nagelversuche nach Ausscheidung der erkrankten Tiere (H 2, 7, 14) noch 10 Versuche ausgewertet werden konnten. Die Versuchsdauer betrug dabei in Gruppe 1 (H 11, 12, 13, 15) 12 Wochen, in Gruppe 2 (H 3, 4, 5, 8, 9, 10) 4 Wochen, wobei alle Hunde aller Gruppen entsprechend ihrer Osteonenbildungszeit zwei Monate nach Einlieferung durch den Züchter an den hiesigen Tierstall gewöhnt wurden. Sie erhielten die übliche Hundekuchennahrung mit Frischfleischzusatz und Wasser ad libidum und hatten täglich Auslauf.

Gruppe 3 wurde als Kontrollgruppe gebildet und bestand aus Hund 1 und Hund 6 (Aufbohrung), wobei Hund 1 nicht der morphometrischen, sondern nur mikroangiographischen Untersuchung unterzogen wurde. Zur Morphometrie wurde diese Gruppe der aufgebohrten Tibiae dadurch verstärkt, daß bei Hund 6 beidseits aufgebohrt und von Hund 8 und 9 (Nagelung 4 Wochen) im Rechts-Links-Versuch nach Nagelung rechts die linke Tibia nur aufgebohrt wurde. Insgesamt wurden also 4 Aufbohrungen morphometriert.

Gruppe 4 (H 16, 26, 27, 28, 29, 30) fungierte ebenfalls als Kontrollgruppe, hier wurden im Rechts-Links-Versuch Plattenosteosynthesen des Radius durchgeführt (Abb. 6). Dabei wurde in Rückenlage von lateral eingegangen (Kása, Kása 1978), zwischen M. extensor carpi radialis und M. extensor digitorum. Der M. abductor pollicis longus wurde unterminiert und beiseite gehalten. Nun wurde der Unterrand des M. supinator dargestellt, dadurch lag die laterale Konvexität des Radiusschaftes frei. Direkt unterhalb des Supinatoransatzes wurde eine entsprechend vor- und hohlgebogene 8-Loch-DC-Platte in der entsprechenden Dimensionierung angelegt. In entsprechender Spann- bzw. Distraktionsstellung (Abb. 6) wurden dann die Gewindelöcher gebohrt, die Platte entfernt und jeweils zwischen dem 3. und 4. Loch, gezählt von den Plattenenden her, osteotomiert, so daß ein Segment von standardisierter Größe entstand, das nicht von seinem Ansatz an der Membrana interossea abgelöst wurde. Nach Anlegen der Platte wurden entsprechende 3,5 mm Schrauben eingebracht. Aufgrund der vorgenommenen Bohrung wurden auf dem einen Radius beide Osteotomien komprimiert, auf der Gegenseite die proximale Osteotomie komprimiert und die distale distrahiert mit einer Spaltbildung von 1 mm. Die Versuchsdauer betrug 4 Wochen, für einen Hund (H 16), der als Pilotversuch diente, 6 Wochen.

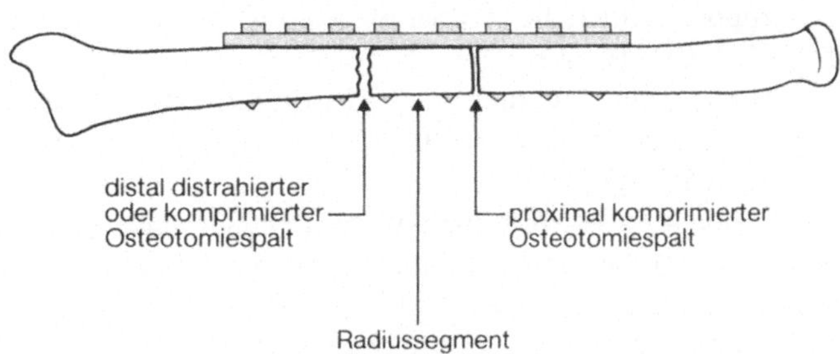

Abb. 6. Versuchsanordnung der Plattenosteosynthese mit segmentbildenden Osteotomien der Speichendiaphyse beim Hund (Gruppe 4), auf der einen Seite Kompression beider Osteotomiespalten, auf der Kontrollseite Distraktion des distalen Spaltes

Tabelle 3. Versuchsanordnung und -gruppen

Gruppe 1	Gruppe 2	Gruppe 3	Gruppe 4	
Nagelung 12 Wochen	Nagelung 4 Wochen	Aufbohrung 4 Wochen	Segmentbildung Radius und Platten-osteosynthese	
H 11 TR	H 03 TR	H 06 TR	H 16 RR	H 16 RL
H 12 TR	H 04 TR	H 06 TL	H 26 RR	H 26 RL
H 13 TR	H 05 TR	H 08 TL	H 27 RR	H 27 RR
H 15 TR	H 08 TR	H 09 TL	H 28 RR	H 28 RL
	H 09 TR		H 29 RR	H 29 RL
	H 10 TR	Aufbohrung und Osteotomie	H 30 RR	H 30 RL
		H 1 TR		

Die Codifizierung der Versuche erfolgte derart, daß an erste Stelle die Speciesbezeichnung gesetzt wurde (H = Hund), an zweite und dritte Stelle die fortlaufende Versuchsnummer (H 01), an vierte Stelle die anatomische Lokalisation (R = Radius, T = Tibia) und an fünfte Stelle die Seitenlokalisation (R = rechts, L = links) (Tabelle 3).

3.2.2 Untersuchungstechnik

3.2.2.1 Verlaufskontrolle. Die Versuchstiere wurden bei regelmäßigen Visiten auf die Belastung, Wundheilungsstörungen und sonstige Krankheitszeichen untersucht. Der knöcherne Heilverlauf wurde in 4-Wochen-Abständen röntgenologisch wie unter klinischen Bedingungen kontrolliert.

3.2.2.2 Polychrome Sequenzmarkierung. Zur Markierung des Knochenanbaues erhielten die Tiere intravenös Fluorochrome (Rahn, Perren 1976), und zwar 90 mg/kg Körpergewicht Xylenol-Orange (XO), 20 mg/kg Körpergewicht Calcein-Grün (CG) in jeweils 20 ml 2%iger $NaHCO_3$-Lösung, 25 mg Tetracyclin (TC)/kg Körpergewicht in 20 ml Ringerlösung und 30 mg/kg Körpergewicht Alizarin-Komplexon (AZ) in 20 ml 2%iger $NaHCO_3$-Lösung.

Gruppe 1 erhielt die Markierung postoperativ nach 3, 6, 9 und 12 Wochen in der Reihenfolge XO, CG, TC, AZ.

Gruppe 2 und 3 wurden einen Tag vor und unter der Operation mit demselben Farbstoff (XO) markiert; dann nach 10, 20 und 30 Tagen in derselben Reihenfolge wie Gruppe 1 (XO, CG, TC, AZ).

Gruppe 4 erhielt postoperativ nach einer Woche Xylenol (XO), 2 Wochen Calcein (CG), 3 Wochen Tetracyclin (TC) und 4 Wochen Alizarin (AZ). Im Pilotversuch bei Hund 16 wurde insofern von diesem Schema abgewichen, als nach 14 Tagen CG, nach 4 Wochen TC und nach 6 Wochen AZ verabreicht wurde.

3.2.2.3 Mikroangiographie (Dambe 1971; Eitel, Seiler, Schweiberer 1981). Zwei Tage nach der letzten Fluorochromierung wurden in Narkose bei den Tieren beidseits die Aa. femorales in der Leistenbeuge bzw. die Aa. axillares freigelegt und nach zentraler Ligatur mit einem abgeschnittenen Infusionsschlauch eines handelsüblichen Infusionsbesteckes kanüliert. Dann erfolgte unter konstantem, physiologischem Druck die intravitale Infusion von 30%iger, körperwarmer Bariumsulfatsuspension, die handelsüblich für klinische Kontrastmitteluntersuchungen des Magen-Darm-Traktes geliefert wird. Insgesamt wurde ein Liter dieser Lösung pro Extremität gegeben. Die Tiere wurden durch Barbituratüberdosis euthanasiert.

3.2.2.4 Präparation und Aufarbeitung. Anschließend wurde die betreffende Extremität proximal exartikuliert unter Ligatur der zu durchtrennenden Gefäße. Die Fixation des Gesamtpräparates erfolgte in vorgekühltem 50%igem Alkohol. Nach durchschnittlich vier Wochen Fixierungszeit wurde die Feinpräparation vorgenommen, indem die Knochen vorsichtig von den oberflächlichen Weichteilen befreit und die Implantate entfernt wurden.

Bei Gruppe 2 (Nagelung 4 Wochen) und Gruppe 3 (Aufbohrung) erfolgte die Präparatentnahme durch Drittelung der Tibia und wechselweise benachbarte Entnahme 2 cm dicker Blöcke zur histologischen Aufarbeitung bzw. Mikroangiographie (Abb. 7).

Bei Hund 4 wurde der Block mit der Frakturzone sagittal halbiert, um den Querschnitten vergleichbare Längsschnitte von der einen Hälfte zu erhalten.

Bei Gruppe 1 wurde von Tibiamitte (Osteotomiezone) ausgehend nach proximal und distal 2 cm ausgemessen und dieser Block herausgesägt. 5 cm nach proximal und distal wurden nochmals zwei Blöcke gewonnen, die abwechselnd mit einer Feinstrichsäge (Blatt 0,2 mm) in 0,3 mm und 1 mm dicke Scheiben zerlegt wurden (Abb. 8). Die 1 mm-Scheiben dienten nach vorheriger Entkalkung in einem Gemisch von 10%iger Formalinlösung und 5%iger Salpetersäure zur Herstellung der Mikroangiogramme, wobei die Entkalkungsdauer im Stundenbereich lag und bei Erreichen gummiartiger Konsistenz abgebrochen wurde. Die dünnen Schnitte wurden 12 Std in eine alkoholische Lösung von 0,5%igem basischen Fuchsin

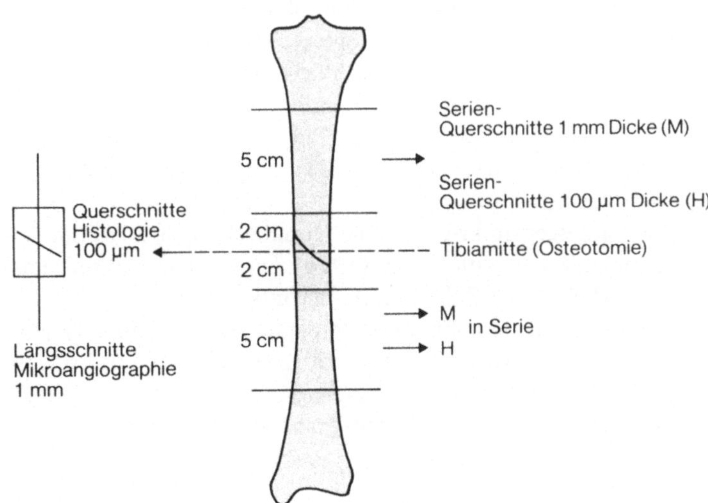

Abb. 7. Präparatenentnahme für Gruppe 2 und 3. *H* = histologische Aufarbeitung. *M* = Aufarbeitung zur Mikroangiographie. Gruppe 3 nicht wie eingezeichnet mit Osteotomie (s. Text)

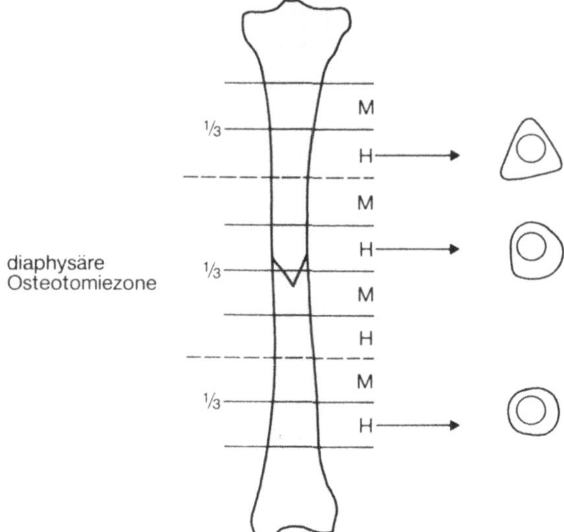

Abb. 8. Präparatentnahme für Gruppe 1. *M* = mikroangiographisches Präparat, *H* = histologisches Präparat

eingelegt. Anschließend wurden die Präparate von Hand unter fließendem Wasser mit Karborundum-Schleifpapier (P 400) bis auf eine Dicke von 0,1 mm plan geschliffen und danach in der aufsteigenden Alkoholreihe differenziert, in Xylol entwässert und eingebettet (Schenk 1965). Dieselbe Zurichtung erfuhren Präparate der Gruppe 2.

Die Präparate der Gruppe 4 (Abb. 9) wurden teils wie oben verarbeitet (Querschnitte zur Mikroangiographie und Querschnitte zur Fluorescenzmikroskopie), teils ungefärbt in Methacrylat (Schenk 1965) unentkalkt eingebettet und längsachsenparallel in 0,1 mm dicke Längsschnitte zerlegt unter Zuhilfenahme eines Sägemikrotoms (Blencke 1975). Diese Schnitte wurden außerdem radiographiert (Freitag, Stetter 1973), indem durch direktes Auflegen auf den Film und anschließende Bestrahlung die Struktur der entkalkten Knochengrundsubstanz dargestellt wurde. Danach erfolgte die fluorescenzmikroskopische Untersuchung derselben Präparate. Präparate der Gruppe 2 und 3 wurden ebenfalls in letztgenannter Weise zugerichtet und der radiographischen bzw. fluorescenzmikroskopischen Auswertung zugeführt.

Die fluorescenzmikroskopische Untersuchung erfolgte im Auflicht- und im Durchlichtverfahren mit den von Rahn (1976) angegebenen Filterkombinationen (F II, DP 436, FT 460, RP 470) des Zeiss-Fluorescenzmikroskops.

Die mikroangiographischen Präparate wurden mit einem Röntgen-Weichstrahlgerät (Siemens-Dermopan, Röhre AEW 50/25) auf Agfa Strukturix-D_4-Folien, 6 x 24 cm, mit folgenden Belichtungsdaten angefertigt: 25 mA, 15 sec, 29 kv, FFA 130 cm. Die Röntgennegative wurden anschließend fotographisch vergrößert.

3.2.3 Auswertung

1. Makroskopische Röntgenuntersuchung: Callusentwicklung oder Spalterweiterung wurde zur Abschätzung der biomechanischen Konstellation verwendet.

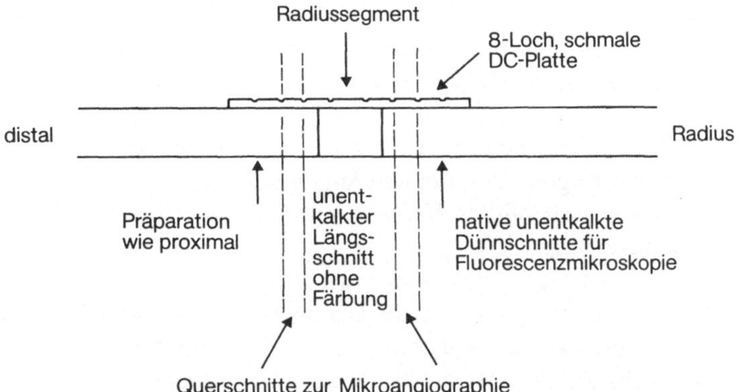

Abb. 9. Präparative Zurichtung in der Gruppe 4

2. Mikroangiographie: Das Gefäßverteilungsmuster wurde qualitativ mit der Abschätzung der Gefäßanschnitte pro Volumeneinheit, der Verzweigungsrichtung in Bezug auf die periostale oder endostale Knochenoberfläche, der Eindringtiefe von kontrastmittelgefüllten Gefäßen in die Corticalis und der Anastomosierung gegenläufig sich verzweigender Gefäßsprossen bestimmt.

3. Histomorphologie: Die Knochenstruktur wurde nach dem Verlauf des Kanalsystems, der Lamellenbildung und dem Vorhandensein einer Kittlinienbegrenzung diagnostiziert.
Die Vitalität der Zellen wurde aus der Fuchsinfärbbarkeit sowohl der Zellen selbst als auch der Fuchsinpermeabilität der umgebenden Hartsubstanz und der Durchgängigkeit von Canaliculi erschlossen. Osteolytische Tätigkeit von aktiven Osteoklasten wurde beim Auftreten von Howshipschen Lacunen oder unregelmäßig gebuchteten intracorticalen Kanalaufweitungen angenommen.
Diese histomorphologischen Strukturen wurden fotografisch oder radiographisch festgehalten.

4. Fluorescenzmikroskopie.
a) Qualitativ wurde die Anfärbung zur Bestimmung des knöchernen Durchbau-Zeitpunktes der Frakturen benutzt. Außerdem konnte so der Zeitpunkt der Callusapposition festgelegt werden.
b) Morphometrie. Die Präparate der Gruppen 1, 2 und 3 wurden fluorescenzmikroskopisch morphometriert. Dabei wurde so vorgegangen, daß der obere Querbalken des Meßquadrates tangential zur periostalen Knochenoberfläche eingestellt wurde. Dann wurde jeweils senkrecht zur periostalen Oberfläche das quadratische Meßfeld (Wild Okular 10 x K) zum Markraum hin um Meßfeldbreite verschoben, so daß jeweils die obere Meßfeldbegrenzung mit der zuvor unteren Meßfeldbegrenzung zur Deckung gebracht wurde. Strukturen, die von der rechten und unteren Meßfeldbegrenzung angeschnitten wurden, fielen nicht unter die Zählung, dagegen wurde bei Schnitt mit dem oberen und linken Rand gezählt. Als Vergrößerungsfaktor erwies sich die Objektivkombination 10 x 2 x mit dem Okular 10 x am günstigsten, die Größe des quadratischen Meßfelds betrug damit 0,2601 mm^2 bei einer Kantenlänge von 0,51 mm. Dieses Meßfeld konnte an dem konstant 2,55 mm tiefen medialen Corticalisanteil in allen drei Gruppen fünfmal nach

innen verschoben werden, so daß eine ringförmige Aufteilung in Corticalisfünftel resultierte, die entsprechend der Verschieberichtung von periostal ausgehend mit R_1-R_5 bezeichnet wurde. In jedem Corticalisquadranten (1 = anterior, 2 = posterior, 3 = lateral, 4 = medial analog der anatomischen Topographie) wurden mindestens zwei Meßfelddurchgänge, also zwei Sektoren ausgezählt, wobei die Einstellung auf den Quadranten erfolgte, die einzelnen Meßfelddurchgänge aber blind eingestellt wurden. Wenn ein schon ausgezähltes Meßfeld getroffen oder der Quadrant verfehlt wurde, erfolgte Neueinstellung.

Pro Tibia wurden — entsprechend der Präparatdrittelung — mindestens drei Querschnittshöhen ausgezählt (proximale Diaphyse = P, mittlere Diaphyse = T, distale Diaphyse = D). Innerhalb der Querschnitte wurden mindestens zwei Quadranten erfaßt, wobei sich mehr als zwei Meßfelddurchgänge pro Quadrant als bedeutungslos für die Lage des Mittelwertes erwiesen.

Im einzelnen wurden pro Meßfeld folgende Merkmale bestimmt:

1. Häufigkeit der markierten Osteone/Meßfeld: Merkmal 1 = Parameter F = Osteonendichte.
2. Zahl der Osteoidsäume/Meßfeld (Osteoidsaumindex nach Villanueva, Sedlin, Frost 1963): Merkmal 2 = Parameter S = Umbauintensität (Anbau/Zeiteinheit).
3. Häufigkeit von Osteoidsäumen/Osteon/Meßfeld: Merkmal 3 = Parameter R = Osteonenreifungszeit.

Diese Merkmale wurden für die Berechnungen wie folgt codifiziert: An erster Stelle befindet sich die Gruppennummer, an zweiter Stelle die hier gegebene Merkmalsnummer, an dritter Stelle die Quadrantennummer, also etwa 1.2.3 (1 = Gruppe 1, Nagelung 12 Wochen, 2 = Merkmal S, Zahl der Osteoidsäume, 3 = lateraler Quadrant). Sie bilden zusammen mit der oben erwähnten Spezifikation (Versuchsnummer etc.) den Zeilenanfang der Datei (Lochkartenmatrix). Die weitere Aufteilung der Zeilen erfolgte in Spaltenlokalisation, wobei jeder Spalte eine Querschnittslokalisation (R_1-R_5) und ein Merkmal zugeordnet wurde.

Die statistische Aufarbeitung der Daten erfolgte an einem interaktiven Arbeitsplatz mit einem Großrechnersystem (TR 440, Siemens 7.760) unter Zuhilfenahme des SPSS-Programms (Beutel, Küffner, Schubö 1980). Zur statistischen Auswertung und zur Vergleichbarkeit mit Ergebnissen in der Literatur wurden die für $0,2601\ mm^2$ (= 1 Meßfeld) erhaltenen Häufigkeiten auf $1\ mm^2$ umgerechnet. Für den T-Test wurden die wachstumsbedingt schiefen Verteilungen in Log-Normalverteilungen umgewandelt. Für den U-Test nach Mann-Withney wurde das Signifikanzniveau vor Auswertung der Daten auf zweiseitig $p < 0,05$ festgelegt. Das Signifikanzniveau für den T-Test wird im folgenden mit der allgemein eingeführten Sternsymbolik bezeichnet, wobei im einzelnen folgende Bedeutungen *zweiseitig* definiert werden:

(x) $0,05 \geqq p \geqq 0,01$
(xx) $0,01 \geqq p \geqq 0,001$
(xxx) $0,001 \geqq p$

Als rechnerische Größe wurde außerdem die corticale Drift bestimmt, die definiert wird als Wachstumsrichtung, d.h. intracorticale Wanderung eines Merkmals in Relation zu einem Fixpunkt; dies entweder als horizontal-zentrifugale Drift von innen (endostal) nach außen (periostal) in einem Querschnitt oder als horizontal-zentripetale Drift von außen nach innen. Desgleichen kann eine vertikale Drift parallel zur Längsachse des Knochens definiert werden.

Im einzelnen wird das jeweilige Merkmal durch sein Dichtemittel D (mode) charakterisiert. Die Fixpunkte ergibt das verschiebungsabhängig über den Corticalisquerschnitt gelegte Meßfeldgitter (R_1-R_5) mit seinem periostalen (R_1) und endostalen (R_5) Endpunkt. Die Drift wird dann durch eine positive Steigung der vom Fixpunkt in Richtung auf den anderen Fixpunkt ausgehenden Häufigkeitsverteilung des Dichtemittels, mit anderen Worten durch die numerische Zunahme des Dichtemittels im benachbarten Meßfeld bestimmt. Wendepunkte kommen bei zweiseitigen, gegeneinander gerichteten Driften zustande. Negative Steigung oder keine Steigung bezeichnen den Endpunkt der Drift, da Wachstum als positive Steigung einer Häufigkeitsverteilung betrachtet wird.

3.3 Ergebnisse

3.3.1 Intracorticaler Umbau bei alleiniger Aufbohrung

Die vorliegenden Präparate (H 1) zeigen, daß bei Sekundärosteonenstruktur durch das Aufbohren das gesamte diaphysäre Markraumgefäßsystem zerstört wird, wodurch so weit als die Versorgung durch die A. nutritia reichte, initial avasculäre Zonen besonders im markraumnahen Corticalisquerschnitt sichtbar sind. Die Präparate der Gruppe 3 lassen qualitativ und morphometrisch erkennen, daß es innerhalb der ersten vier postoperativen Wochen zur Revascularisierung der Corticalis kommt, begleitet von einem regen Umbau, der in den markraumnahen Schichten des Knochenquerschnitts in der zweiten Woche nachweisbar ist und sich dann steigert, wobei das Maximum in der dritten Woche erreicht wird (Abb. 10 und 11). In der dritten Woche kommt Umbau in den subperiostalen Corticalisschichten hinzu. Der Unterschied im Anbau zur zweiten Woche ist hochsignifikant. Parallel dazu setzt Callusbildung periostal ein. Die Hauptaktivität, gesehen über den Gesamtquerschnitt, liegt jedoch in den markraumnahen Corticalisschichten entsprechend der sich hier entwickelnden Revascularisierung. In der vierten Woche sinkt der Umbau bereits wieder signifikant ab. Die Untersuchung des Umbaumaximums (Dichtemittel D) in Abhängigkeit von der Quadrantenlokalisation über dem Querschnitt zeigt, daß die hinteren Tibiaareale von endostal und periostal umgebaut werden, die medialen Areale vorwiegend vom Markraum und die lateralen vom Periost her. Es besteht demnach sowohl die Möglichkeit der zentripetalen als auch der zentrifugalen Umbaudrift (Abb. 12).

Ein signifikanter Unterschied zwischen der Häufigkeitsverteilung in einem Querschnitt der proximalen Diaphyse zu einem der mittleren oder distalen Diaphyse bestand in dieser Versuchsgruppe nicht.

Eine Überlagerung durch den physiologischen Umbau war nicht nachweisbar. Es konnte nicht regelmäßig in den Sektoren eine der prä- und peroperativ gegebenen Markierungssubstanzen gefunden werden.

3.3.2 Revascularisierung und Umbau bei Nagelung in der 4. Woche

Im Vergleich zu der Gruppe mit alleiniger Aufbohrung kommt hier die intracorticale Anbauleistung in den markraumnahen Gebieten weniger stark zur Ausprägung, was schon die Übersicht des fluorescenzmikroskopischen Befundes zeigt (Abb. 13). Es handelt sich dabei um einen frakturnahen Querschnitt. Die schmalen Spaltzonen sind bereits knöchern ausge-

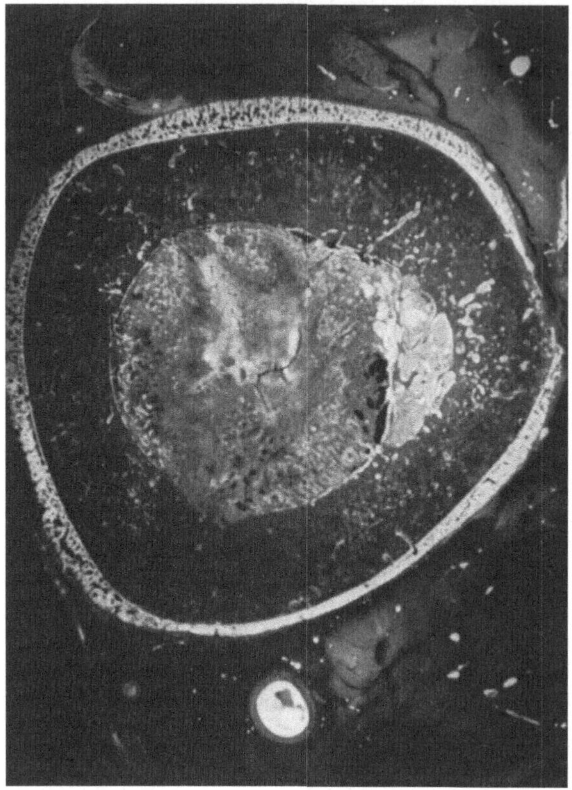

Abb. 10. Effekte durch alleinige Aufbohrung. Diaphysärer Querschnitt (H8TLD), fluorescenzmikroskopisch in Lupenvergrößerung dargestellt: Markraum mit Granulationsgewebe aufgefüllt, die ringförmig dargestellte Corticalis weist in den markraumnahen Anteilen zahlreiche Umbauherde auf (*helle Flecke*). Zarte periostale Callusauflagerung (*heller schmaler Ring*). Medialfläche links im Bild, posteriorer Quadrant unten. Kontrastmittelgefüllte Gefäße erscheinen vor allen in den umgebenden Weichteilen als weiße Punkte

füllt. Alle Frakturen waren bei Präparation aber noch wackelbeweglich. Die Callusbildung periostal ist stärker als in der Aufbohrungsgruppe.

Die Morphometrie deckt die Veränderung der Umbaulokalisation über den Querschnitt im Vergleich zur Aufbohrungsgruppe auf (Abb. 15). Es besteht jetzt eher eine zentrifugale Drift. Auch die Umbauintensität ist verlagert (Abb. 14). Sie ist im Gegensatz zur Aufbohrungsgruppe vermindert und klingt nicht bereits wieder ab. Bei der Betrachtung der Medianwerte fällt vor allem in der vierten Woche die Steigerung des Umbaus der gesamten Tibiadiaphyse periostal auf, während medullär eine Verzögerung besteht. Die Unterschiede der Häufigkeitsverteilung zwischen der zweiten und dritten Woche sind hochsignifikant. In R_4 und R_5 besteht nach der dritten Woche kein signifikanter Unterschied in der Umbauintensität, auf der subperiostalen Seite jedoch schon (R_1 und R_2).

Im lateralen Sektor bestand in allen Versuchen konstant kein Nagelkontakt, so daß sich hier das Markraumgefäß wieder herstellen und ein revascularisierungsfähiges Lager bilden konnte. Hier werden die zentralen Corticalisareale ab der vierten Woche über periostale

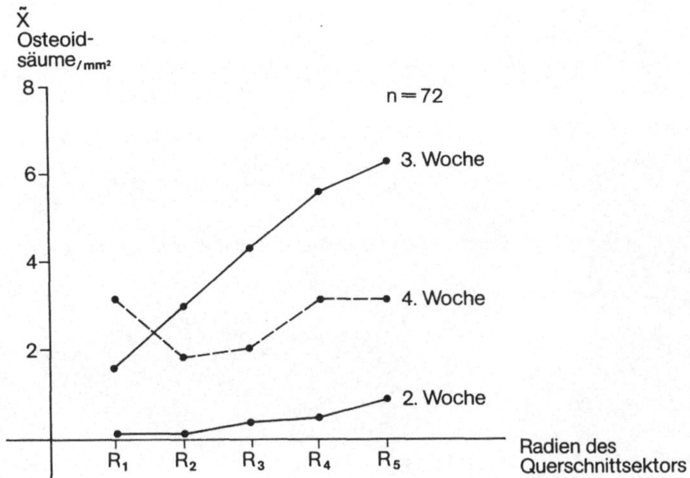

Abb. 11. Morphometrische Bestimmung des Medianwertes $\tilde{X}$ der Anbauaktivität für die gesamte Tibiadiaphyse der Gruppe 3 (Aufbohrung 4 Wochen) in Abhängigkeit von intracorticaler Lokalisation (R_1-R_5) und Versuchsdauer (Merkmal 3.2.2, 3.2.3, 3.2.4): Die Häufigkeitsverteilungen zeigen signifikante Unterschiede im Anbau: R_1-R_5: 2. $\neq$ 3. Woche [+++], R_1-R_5: 2. $\neq$ 4. Woche[+++], R_3-R_4: 3. $\neq$ 4. Woche[++]. Für die nicht genannten Loksalisationen bestehen keine Unterschiede

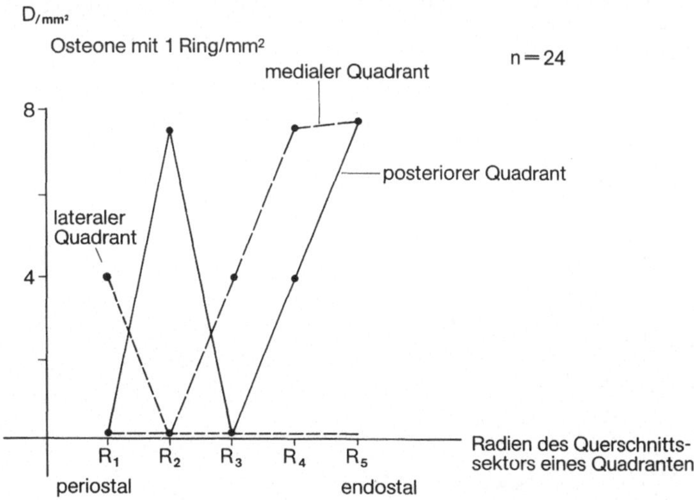

Abb. 12. Morphometrische Bestimmung des Umbaumaximums in Gruppe 3 (Aufbohrung 4 Wochen) anhand des Dichtemittels D der neugebildeten Osteone mit einem Osteoidsaum in Abhängigkeit von der Quadrantenlokalisation (Merkmal 3.3.2, 3.3.3, 3.3.4) für n = 24. Periostale und medulläre Quadrantenregionen weisen in unterschiedlicher Weise Maxima auf, die zum Ausgangspunkt einer Drift werden können. Im posterioren Quadranten besteht bereits eine zentripetale Drift

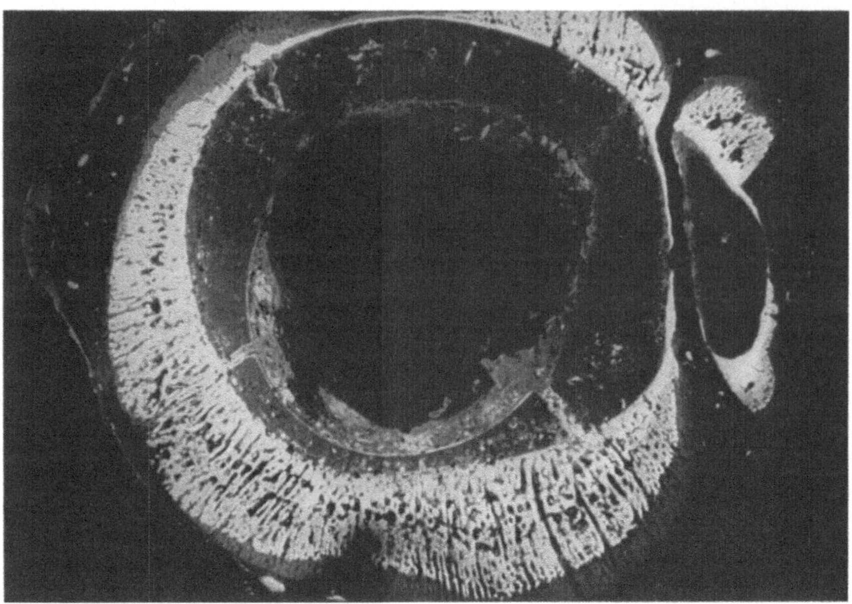

Abb. 13. Effekte durch Aufbohrung, Osteotomie und Nagelung. Fluorescenzmikroskopisches Bild (H1OTRD), Lupenvergrößerung, Bereich der nach distal auslaufenden Osteotomiezone (*anteriorer Umfang oben, lateraler rechts im Bild*): Im Vergleich zu Abb. 10 deutlich verschiedenes Umbaumuster. Umbau insgesamt vermindert, besonders in den Nagelkontaktzonen antero-medial und postero-lateral. Starke periostale Callusbildung (*helle Areale*)

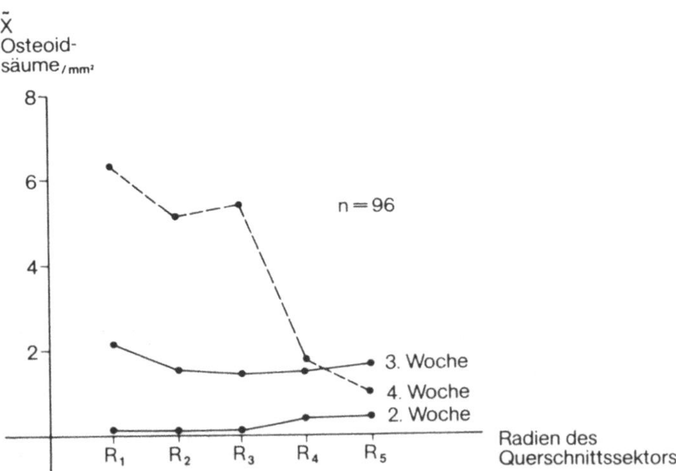

Abb. 14. Medianwert der Umbauintensität (Osteoidsäume, Merkmal 2.1—2.4) der gesamten Tibiadiaphyse in Abhängigkeit von intracorticaler Lokalisation R und Versuchsdauer (2, 3, 4 Wochen nach Marknagelung). Unterschied der Häufigkeiten zwischen 3. und 4. Woche in R_4 und R_5 nicht signifikant. In den übrigen Loksalisationen unterscheiden sich die Umbauintensitäten zu den drei Markierungszeitpunkten hochsignifikant (+++)

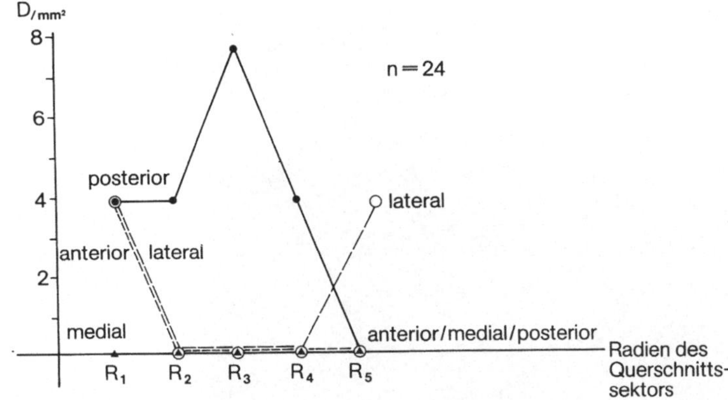

Abb. 15. Morphometrie (D von Merkmal 3, Osteone mit einem Saum): Im anterioren, posterioren und medialen Quadranten innen kein Umbau, im medialen außen zusätzlich nicht, dagegen lateral innen und außen Knochenneubildung. Unter der Nagelung ändert sich das Gesamtbild des Umbaues im Vergleich zur alleinigen Aufbohrung. Im posterioren Quadranten jetzt im Gegensatz zu der Aufbohrungsgruppe deutliche zentrifugale Drift (s. Abb. 12)

und vor allem medulläre Resorptionskanäle aufgeschlossen (Abb. 16). Die morphometrischen Ergebnisse und der fluorescenzmikroskopisch im medullären gegenüber dem periostalen Bereich um eine Woche verzögerte Umbau zeigen gegenüber der Aufbohrungsgruppe eine signifikante Regenerationsstörung.

Besonders deutlich in den Nagelkontaktzonen, vorwiegend medial und vorne, weniger hinten, ist die Eindringtiefe und damit die resorptive Erweiterung der Haversschen Kanäle sichtbar herabgesetzt (Abb. 17–19). Vor allem im medialen Bereich, wo außen kein stärkerer Weichteilmantel vorhanden ist und innen Nagelkontakt bestand, findet sich kein nennenswerter Umbau, das Dichtemittel von S liegt am Nullwert (Abb. 15).

3.3.3 Reparation 12 Wochen nach Marknagelung einer Tibiaosteotomie

Die Querschnitte zeigen eine ausgeprägte periostale Callusbildung, die auch außerhalb der Osteotomiezone zu beobachten ist. Die Geflechtknochenbälkchen sind vergleichsweise regelmäßig zu einem radiär auf die Knochenoberfläche zu verlaufenden Muster angeordnet (Abb. 20a). Die Callusreaktion setzt in der dritten postoperativen Woche ein.

Da bei diesen Versuchstieren eben erst das Wachstum abgeschlossen war, weisen sie zwei Strukturgebiete auf: die periostal plexiforme Primärstruktur und die markraumwärts gelegene endostale Sekundärosteonenstruktur (Abb. 20–22). Die Fuchsinfärbung zeigt im Sekundärosteonengebiet ausgedehnte, zum Teil fleckförmige Zonen ohne Anfärbung (Abb. 20a). Sie entsprechen Knochengewebsnekrosen, kenntlich an den leeren Osteocytenlakunen, zum Teil pyknotischen Zellen und der fehlenden Fuchsinpermeabilität (Abb. 23). Die Primärstrukturen dagegen sind vital und färben sich mit Fuchsin an (Abb. 22). Das fluorescenzmikroskopische Vergleichsbild zeigt gerade in den Zonen, wo

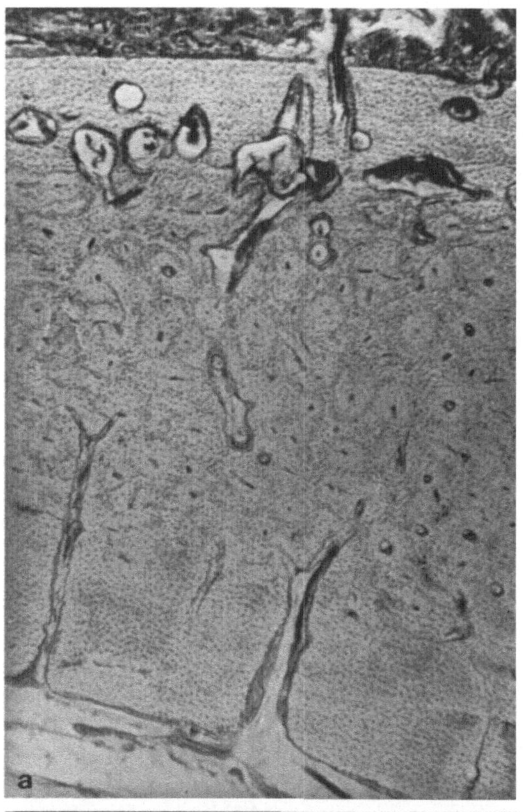

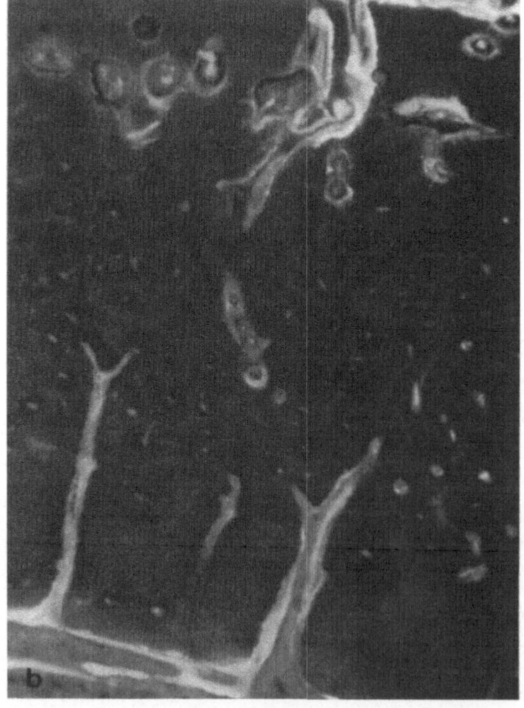

Abb. 16a, b. Vasculär-resorptive Aufschließung der Corticalis 4 Wochen nach Marknagelung (H8TRD, Schäferhund 4 Jahre, männlich, 26 kg; Nageldimensionen 9/200 mm). **a** Ungefärbter Querschnitt, Ausschnitt im lateralen Quadranten: Entwicklung eines Gefäßnetzes bei fehlendem Nagelkontakt an der endostalen Knochenoberfläche (*unten im Bild*). Resorptive Aufweitung der Primärstruktur an der Grenze zur Sekundärstruktur (*im oberen Bildviertel*). Gefäßinvasion von periostal (*oben im Bild*) und endostal (*unten im Bild*), Ausbildung von zwei Volkmannschen Kanälen mit fingerförmig zentrifugaler Verzweigungsrichtung, **b** Fluorescenzmikroskopisches Bild von Abb. 16a (Vergrößerung 10 : 1). Beginn der Osteoidablagerung im periostalen Resorptionskanal um den 20. Tag (TC), Callusauflagerung periostal um den 10. Tag (CG), Osteoidablagerung im medullären Resorptionskanal gering verzögert am 20. Tag, deutlicher Saum (AK) am 30. Tag

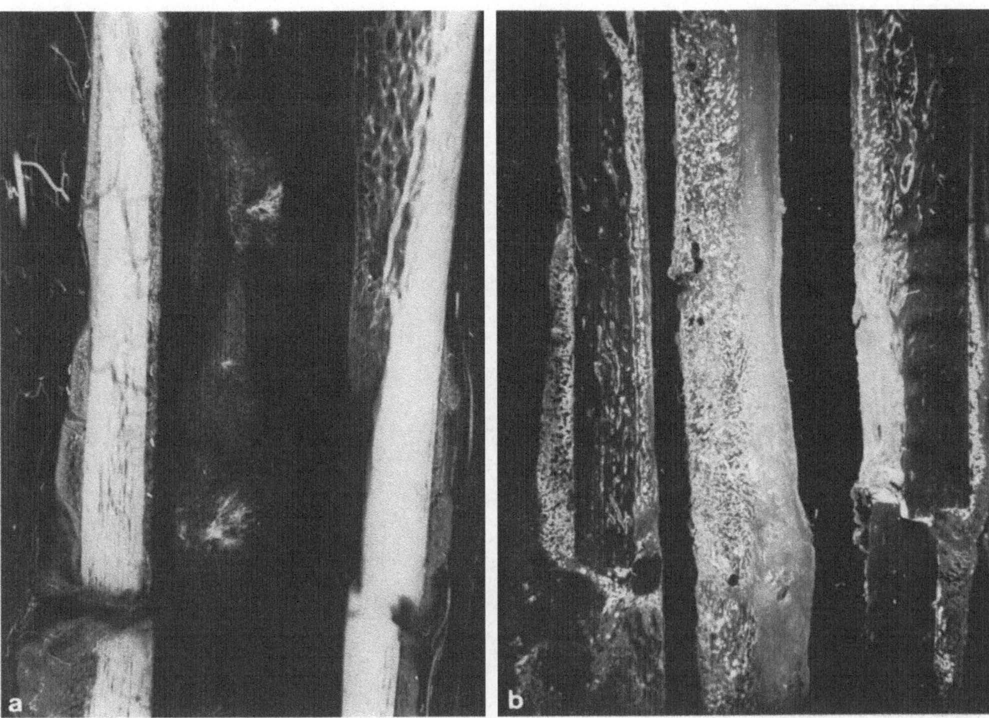

Abb. 17a, b. Längsschnitte im diaphysären Osteotomiebereich (H4TRD). **a** Im posterioren Corticalisbereich (*links im Bild heller vertikaler Balken*) deutliche Erweiterung der Haversschen Kanäle (*dunkle Linien*). Kontrastmittelgefüllte Gefäße weiß, besonders in Bildmitte im Nagellumen. Besonders dort, wo sich ein schmaler Bindegewebssaum (Zone des dorsalen Nagelschlitzes!) bilden konnte, finden sich zentrifugale und zentripetale Gefäßinvasion sowie weitere transcorticale Anastomosen. In den anterioren Gebieten dagegen im Nagelkontaktbereich (*untere Bildhälfte rechts*) im Vergleich zu dorsal nur geringe Aktivität. **b** Fluorescenzmikroskopisches Bild zur Abb. 17a: Die fluorochromierte Umbaulokalisation entspricht der mikroradiographisch dargestellten Resorptionstätigkeit. Umbauherde erscheinen als helle Flecke in der dunkel dargestellten Corticalis

die markraumnahe Devitalisierung eingetreten ist, eine intensive Erneuerung der Osteone, welche den Umbau in der vitalen Primärknochenstruktur des subperiostalen Bereiches bei weitem übertrifft (Abb. 20b, 22).

Die genauere Betrachtung ergibt einen auf die zentrale Corticalisregion konzentrierten ringförmigen Umbau (Abb. 20, 22), also offenbar gerade in dem Bereich, wo vitale Primärstruktur an devitale Sekundärstruktur grenzt. Außerdem zeigt sich, daß in den Haversschen Kanälen devitalisierter Osteone quasi im Verbundbau gefäßabhängig neue Lagen von Osteoid gebildet werden. Wenn der Kanal vorgängig erosiv aufgeweitet wurde, entstehen Sekundärosteone mit welliger, äußerer Kittlinienbegrenzung. Wenn zuvor keine Resorption stattgefunden hat, finden sich Primärosteon-Äquivalente mit einschichtiger Osteoid-Lage und fehlender Kittlinienbegrenzung (Appositionsosteone). Der relative Anteil dieser primären Kleinosteone an der Gesamtzahl der mit nur einem Ring markierten Osteone ist in Abb. 24 dargestellt für die mediale Nagelkontaktzone sowohl für Gruppe 1 als auch die

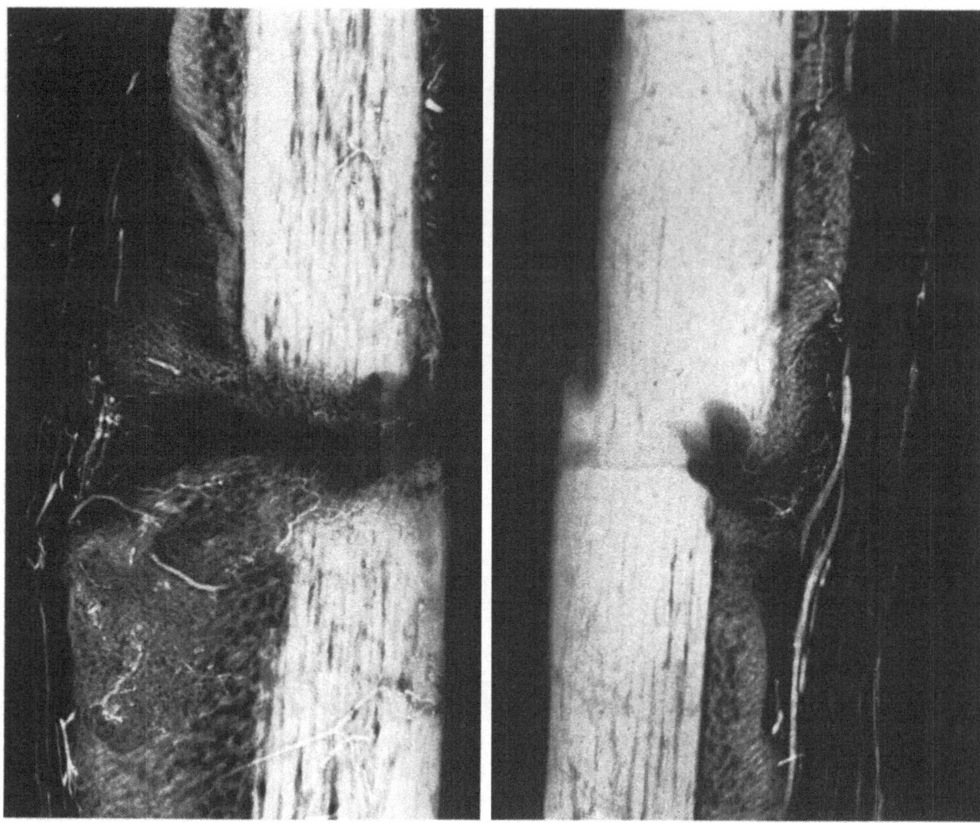

Abb. 18. Ausschnittsvergrößerung der Osteotomiezone aus Abb. 17a: Beginnende knöcherne Überbauung in der 4. postoperativen Woche, jedoch noch keine Stabilität nach Nagelentfernung, der sicher stabilisierte ohne Rotationsinstabilität bei der Prüfung im Rahmen der .Präparation. Erhöhte Umbauaktivität dorsal im Vergleich zur Nagelkontaktzone vorne (*rechtes Bild*). Longitudinaler Verlauf der periostalen kontrastmittelgefüllten Gefäße, die vermehrt und erweitert sind (*rechts und links außen in den Bildern*)

beiden anderen Gruppen. Auffällig ist, daß sich die Kleinosteone in größerer Zahl erst in der sechsten Woche bilden. Ihr relativer Anteil an der Gesamtosteonenzahl mit einem Markierungsring beträgt im Schnitt rund 30%.

Insgesamt sind die Ein-Ring-Osteone weitaus häufiger als doppelt oder dreifach markierte Osteone. Vierfach markierte Osteone wurden in allen Gruppen nur in zwei Fällen beobachtet, am unverletzten Knochen überhaupt nicht.

Das Anbaumaximum liegt in der sechsten Woche (Abb. 25) und hat in der zwölften Woche wieder das Niveau der Osteonenbildung in der dritten Woche erreicht.

Die Betrachtung der Frakturzone selbst ergibt auch noch in der zwölften Woche einen sichtbaren Osteotomiespalt im Längsschnitt (Abb. 26), wenngleich endostale und vor allem periostale Apposition zur callösen Überbrückung geführt haben, so daß durch Überlagerung im makroskopischen Röntgenbild der Eindruck entsteht, als sei die Osteotomie

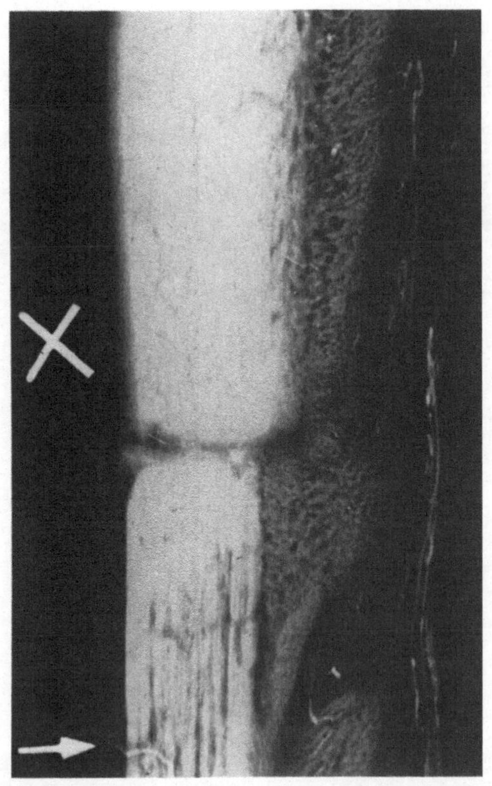

Abb. 19. Zu Abb. 18 analoge Untersuchung in anderer Schnitt-Tiefe des anterioren Frakturbereiches: distal (*unten im Bild*) intracorticaler Umbau, kenntlich an Gefäß-invasion (*Pfeil*) und Erweiterung der Havers-schen Kanäle, proximal im Bereich der Nagelkontaktzone (*Kreuz*) keine vergleich-bare Reaktion. Osteotomie hier periostal überbrückt, querer Spalt (*Bildmitte*) mit osteolytischen Zeichen jedoch noch sichtbar

durchbaut. Die Callusreaktion beginnt in der dritten Woche und ist in der neunten Woche noch im Gange.

Die intracorticale Kanalaufweitung ist im Vergleich zu Gruppe 2 weiter fortgeschritten. Aber die corticale Innenschicht in den Nagelkontaktzonen und der unmittelbare Osteoto-miebereich lassen wiederum nur geringeren Umbau erkennen. In den peripheren Zonen des Spaltes können Spaltheilungsäquivalente festgestellt werden. Die Durchbauung beginnt hier in der sechsten Woche (Abb. 27). Im Mikroangiogramm führt der Spalt in den stabilen Zonen Gefäße, die zentrifugal aus dem Markraum mit dem periostalen System anastomo-sieren (Abb. 28).

Die Mikroangiographien (Abb. 21) zeigen in den Nekrosezonen eine unregelmäßige Gefäßverteilung: Dort, wo der Nagel der corticalen Innenschicht bündig anliegt, finden sich keine oder wenige Gefäße aus dem Markraum. Dort, wo ein Spalt besteht, treten ringförmig Gefäßneubildungen auf (Abb. 29), die zentrifugal in die vorgeschädigten Zonen einsprossen und dabei auch Verbindung mit dem intakten Gefäßnetz der plexiformen Corticalisaußen-schicht eingehen (Abb. 30). Das subperiostale, von Callus und parossalen Gefäßen versorgte, plexiforme System weist keine derart ausgeprägte zentripetale Sprossung in Richtung auf die traumatisierten Corticalisschichten auf, sondern bleibt im ganzen gesehen auf sein ur-sprüngliches Versorgungsgebiet beschränkt, so lange bis es von anastomosierenden Gefäß-sprossen aus dem Markraum erreicht wird. Kann diese zentrifugale Verzweigung nicht statt-

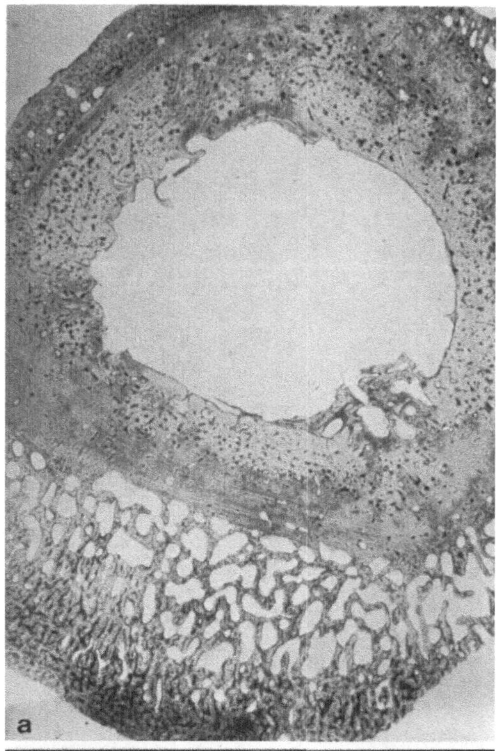

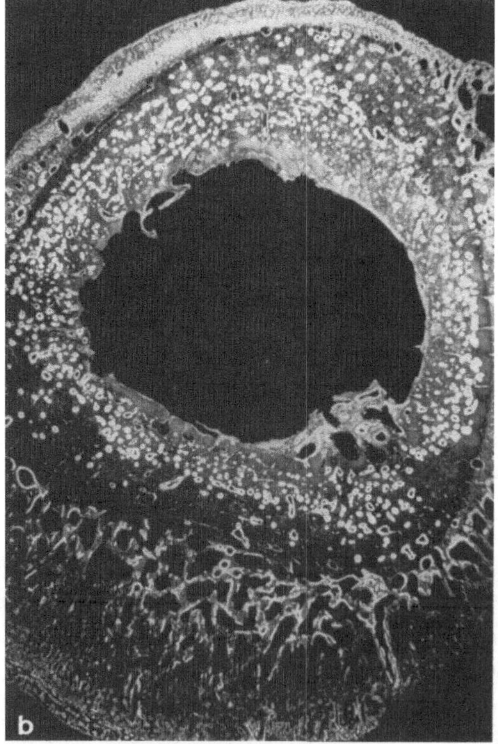

Abb. 20a, b. Vergleichende Darstellung histomorphologischer, mikroangiographischer, mikroradiographischer, fluorescenzmikroskopischer und morphometrischer Befunde in Gruppe 1: Marknagelung einer Tibiaosteotomie mit Aufbohrung beim adoleszenten Hund, Versuchsdauer 12 Wochen. **a** Fuchsingefärbter Nativschliff (0,1 mm) der proximalen Diaphyse (Lupenvergrößerung), H12 TRDPP, anteriorer Quadrant oben, lateraler Quadrant links im Bild: ausgeprägte dorsale wabenförmige Callusbildung, fleckförmige Nekrosezonen subendostal (s. Abb. 22), subperiostale mit Fuchsin angefärbte Zonen erscheinen dunkler, **b** Fluorescenzmikroskopisches Äquivalent zur Abb. 20a: Umbau in den markraumnahen Zonen, die periostalen Primärstrukturen (s. Abb. 22) bleiben gleichsam als Negativ ausgespart

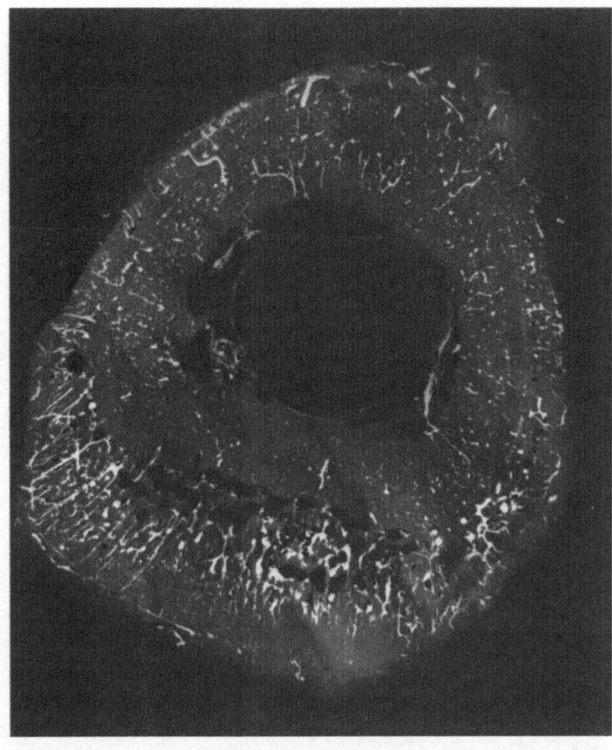

Abb. 21. Mikroangiogramm zu Abb. 20a: Zentrifugale Vascularisierung des inneren Umbaugebietes, in Nagelkontaktzonen besonders dorsal avasculäre Zonen

finden wegen Nagelkontaktes, so bleibt die Corticalisinnenschicht auch in der zwölften Woche avasculär (Abb. 31). Selbst dort, wo die Innenschicht von endostalem Callus bedeckt ist und ein funktionierendes subperiostales Primärnetz besteht, können bei aufbohrungsbedingter Innenschichtnekrose keine Anastomosen beobachtet werden, wenn nicht Markraumgefäße zentrifugal in die Nekrosezone zum plexiformen Netz vorgedrungen sind (Abb. 32). Der zentrifugalen Revascularisierung in Form der periostal gerichteten Gefäßverzweigung kommt demnach besondere Bedeutung für den Umbauprozeß zu (Abb. 33). Der Gruppenvergleich des Anbaus im medialen Tibiaquadranten zu vergleichbarem Zeitpunkt ergibt entsprechend dem Revascularisierungsmuster in Gruppe 3 (Aufbohrung) ein signifikantes Maximum innen. In Gruppe 2 findet sich periostal der höchste Anbauwert mit signifikantem Unterschied zur in der Versuchsanordnung vergleichbaren Gruppe 1. Dagegen besteht für Gruppe 1 und 2 in den markraumnahen Bereichen der Corticalis kein Unterschied (Abb. 34). Die Morphometrie der Anbaumaxima in Form des Dichtemittels D ergibt folgendes Bild: Die Kontrollgruppe G 3 mit alleiniger Aufbohrung weist keine zentrifugale Anbaudrift auf. Dagegen besteht eine Drift von dem äußeren Sektor zum subperiostalen Meßfeldbereich. Die Nagelgruppe G 1 mit der Mischstruktur weist eine zentrifugale und zentripetale Drift auf, aus der ein Anbaumaximum in R_2 resultiert. Gruppe 2 zeigt keine Drift (Abb. 35). Vielmehr zeigt diese Gruppe im Vergleich zu G 1 und G 3 die höchste

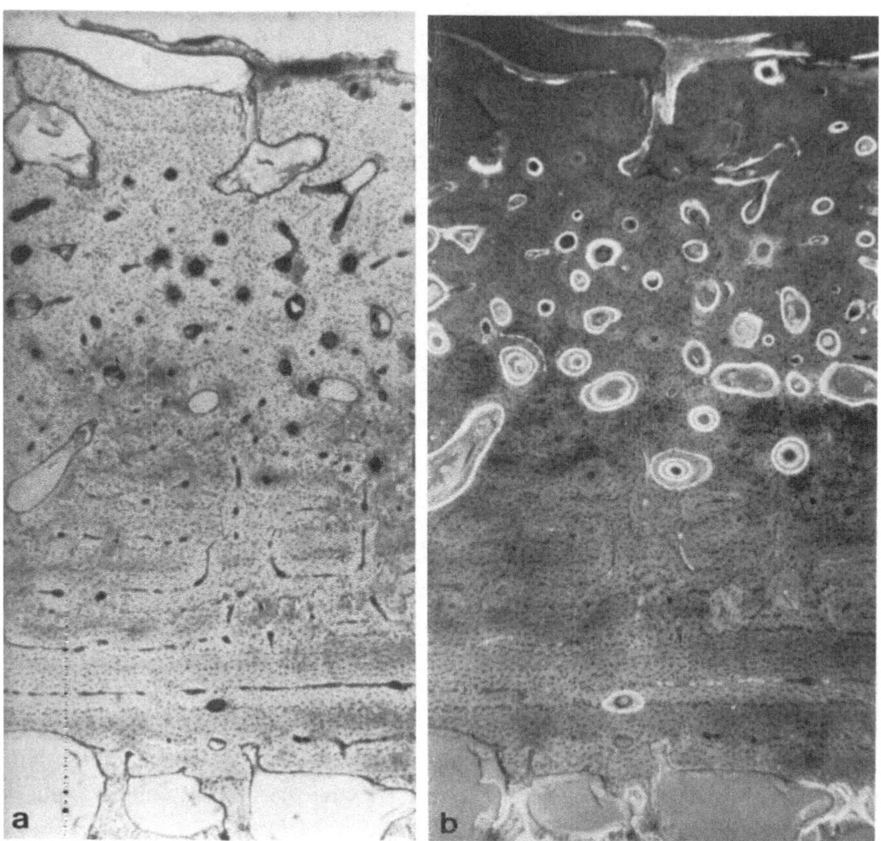

Abb. 22. Ausschnitt aus obigem Präparat im dorsalen Quadranten, fuchsingefärbter Dünn-
schnitt (*linkes Bild*), komplementäres fluorescenzmikroskopisches Bild rechts, Markraum
oben im Bild: Der Umbau konzentriert sich ringförmig, hier auf die Corticalismitte. Die
Hälfte der periostalseitigen Corticalis ist primärtypisch strukturiert. Sekundärtypisch
strukturiertes Gebiet wird umgebaut, primärstrukturiertes nur wenig

Zahl von Resorptionskanälen, wobei auffällt, daß in Gruppe 3 vergleichsweise am wenigsten
Resorptionstätigkeit nachweisbar ist.

3.3.4 Umbau 4 Wochen nach Verplattung einer Segmentosteotomie am Radius

Die avasculären Radiussegmente unter Plattenosteosynthese (Abb. 36) zeigen unter den
stabilen Bedingungen der Kompressionsseite ein von dem Versuch mit Instabilität durch
Distraktion am distalen Osteotomiespalt verschiedenes Heilungsmuster: Während im ersten
Fall Spalt- und Kontaktheilung mit osteonärer Überbrückung in der vierten Woche an beiden Osteotomien zu beobachten ist, wird die klaffende distale Osteotomie im zweiten Fall
nicht überbrückt. Vielmehr zeigen die Fragmentoberflächen Erosion in Gestalt von Buchten
bzw. Howshipschen Lacunen, die den Spalt noch erweitern. Bei diesen Präparaten findet

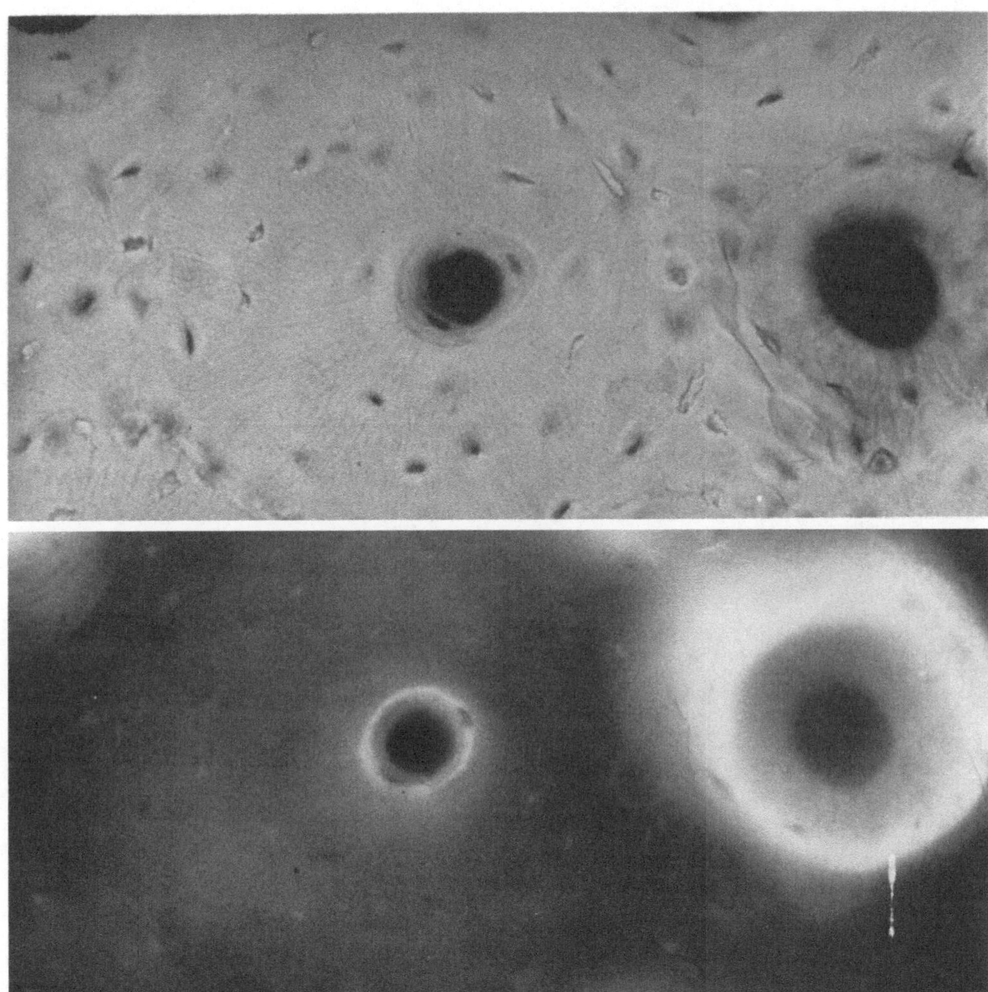

Abb. 23. Ausschnittsvergrößerung desselben Präparates: rechts im Bild Sekundärosteon im devitalen Knochengewebe, fuchsingefärbter unentkalkter Nativschliff oben im Bild, fluorescenzmikroskopisches Äquivalent unten, Vergrößerung 100 : 1. Links im Bild Kleinosteon mit primärem Bildungsmodus, Bildungszeitpunkt 6. Woche (CG), Sekundärosteon 9. Woche (TC)

sich ausgeprägte endostale Callusbildung neben der periostalen Reaktion. Insofern ergibt sich hier kein Unterschied zum Initialstadium der Nagelung. Die Radiogramme der Segmentregion zwischen den beiden Osteotomien zeigen allerdings einen Unterschied im Resorptionsmuster. Während bei den Fällen mit Kompression beider Osteotomien die plattenabseitige Corticalis im Längsschnitt eine starke Erweiterung der Gefäßkanäle aufweist ohne Erosion der freien Oberflächen, zeigt dieselbe Lokalisation des gegenseitigen, weniger stabilen Kontrollversuchs keine derartige Reaktion. Auch im Plattenlager ist die resorptive

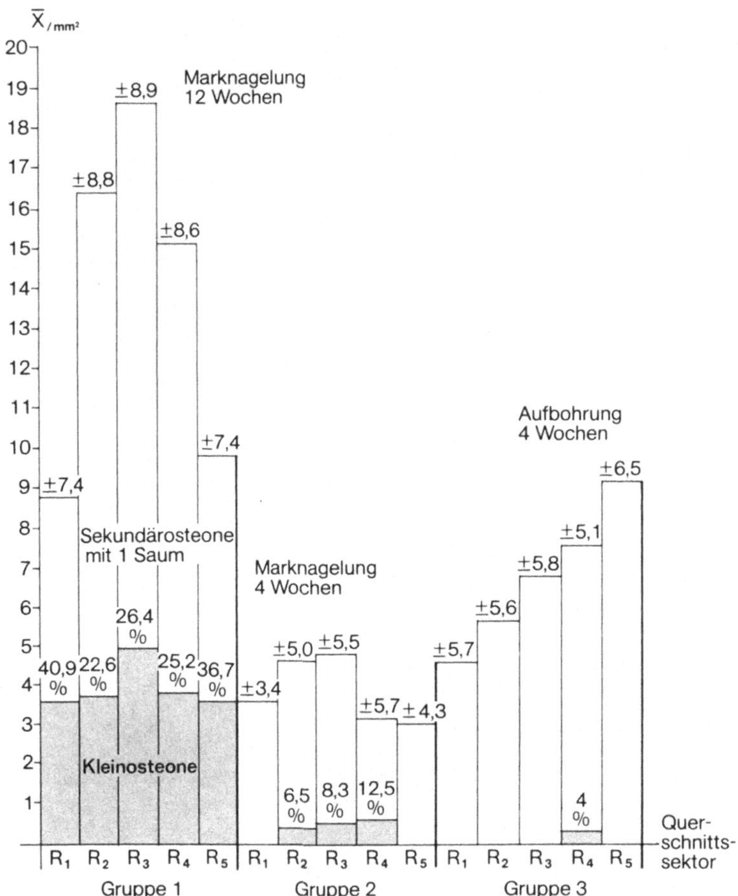

Abb. 24. Arithmetisches Mittel x̄ mit Standardabweichung (± SD) der Häufigkeit von Osteonen mit einem markierten Osteoidsaum für Merkmal 1 (Kleinosteone) und Merkmal 3 (einringige Osteone) im Bereich des medialen Quadranten (Nagelkontaktzone für Gruppe 1–3: Der Anteil der Kleinosteone ist punktiert und in Relation zur Gesamtzahl in Prozent angegeben. Deutliche Unterschiede in den einzelnen Gruppen sowohl der Osteonenverteilung als auch des Osteonentyps

Invasion der komprimierten Corticalis tiefer als die des Distraktionsversuchs. Diese Befunde werden durch histologische Präparate bestätigt (Abb. 37). Im Plattenlager der Hauptfragmente finden sich bis unter die Platte intracorticale und periostale Gefäße mit Kontrastmittelfüllung. Innerhalb der vitalen Hauptfragmente resultiert keine Devascularisierung. Im devitalen Segment ist die Außenschicht der Corticalis unter der Platte jedoch in beiden Versuchsanordnungen noch in der vierten Woche ohne resorptiven Umbau (Abb. 38).

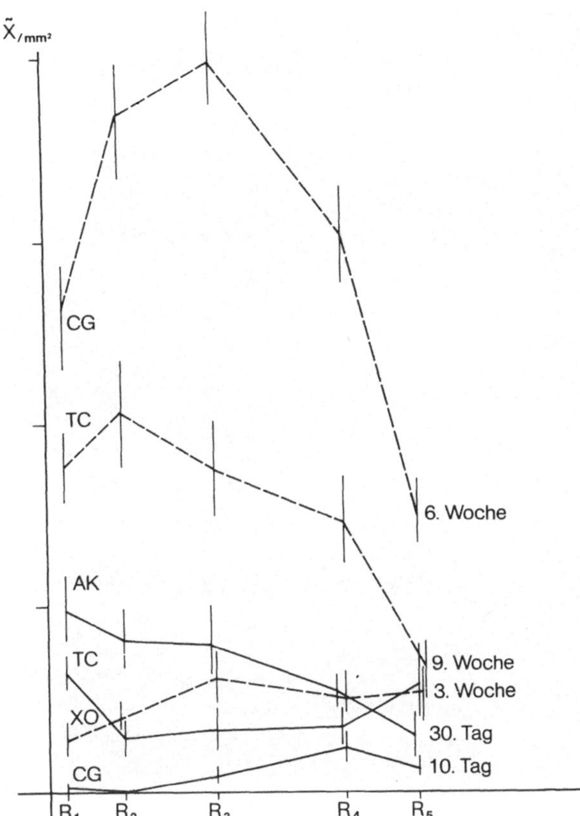

Abb. 25. Medianwerte der Anbauintensität (vertikale Balken Standardfehler SE) in Abhängigkeit von intracorticaler Lokalisation und Zeit für Gruppe 2 (10., 20. und 30. Tag) sowie Gruppe 1 (3., 6., 9. Woche): Umbaumaximum in der 6. Woche

3.4 Diskussion

3.4.1 Zusammenfassung der experimentellen Ergebnisse

Die Osteotomieheilung ist in den Plattenversuchen weiter fortgeschritten als bei den Nagelungen, bei denen die biomechanische Integration ab der sechsten Woche erfolgt und die callöse Überbrückung erst mit der neunten bis zwölften Woche erreicht ist. Dabei ist der Osteotomiespalt aber noch sichtbar, während bei den Plattenversuchen die proximale Osteotomie in der vierten Woche von Osteonen längsachsenparallel durchbohrt wird, sich also schon im Haversschen Endstadium des Reparationsprozesses befindet.

Sieht man einmal von der unmittelbaren Osteotomiezone mit der überlagernden Traumatisierung durch den Sägevorgang ab und betrachtet die benachbarten Regionen der Hauptfragmente (proximale und distale Diaphyse), so fällt in den Nagelversuchen eine statistisch signifikante Umbaustörung auf, die in den Plattenversuchen kein qualitativ-morphologisches Äquivalent findet.

Im einzelnen ergibt sich unter Marknagelung eine Devitalisierung der corticalen Innenschichten in der Ausdehnung der inneren drei bis vier Fünftel ($R_5 - R_2$). Dort, wo Nagelkontakt zur endostalen Oberfläche besteht, werden auch in der zwölften postoperativen

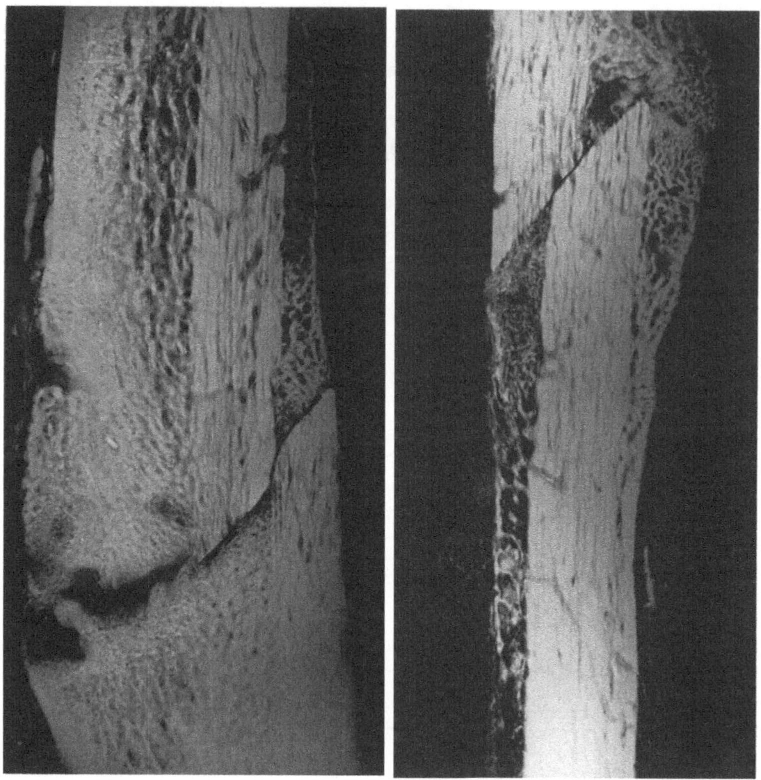

Abb. 26. Radiogramm der Frakturzone bei H15TRD 12 Wochen nach Marknagelung: Umbau im Vergleich zum 4-Wochen-Befund (Abb. 17a) weiter entwickelt, Frakturspalt noch sichtbar, von Callus überbrückt. In den Zonen fehlenden Nagelkontaktes endostale Knochenbildung und invasive Revascularisierung der Corticalis

Woche noch avasculäre Zonen mit entsprechend verminderter Osteonenbildung beobachtet. Der Nagel verzögert durch direkte mechanische Einwirkung nach Art eines Verlegungs-Effektes die Revascularisierung in ihrem invasiven Stadium, wohingegen die alleinige Aufbohrung nur zu einer vorübergehenden, in der vierten Woche weitgehend behobenen Ernährungsstörung der Corticalis führt, vorausgesetzt es bestehen stabile Bedingungen wie im vorliegenden Versuch.

Die Plattenversuche weisen darauf hin, daß die invasive Revascularisierung von der biomechanischen Konstellation abhängig ist. Die bis in die neunte Woche andauernde ausgeprägte Callusbildung in den Nagelexperimenten weist auf ein gewisses Maß an Instabilität hin, die dabei beobachtete Umbaustörung osteotomieferner Areale würde ihre Erklärung

Abb. 28. Komplementäres Mikroangiogramm zu Abb. 27: Der Spalt führt zentrifugale Gefäße, die mit dem periostalen Netz anastomosieren. Callus wabig rechts im Bild

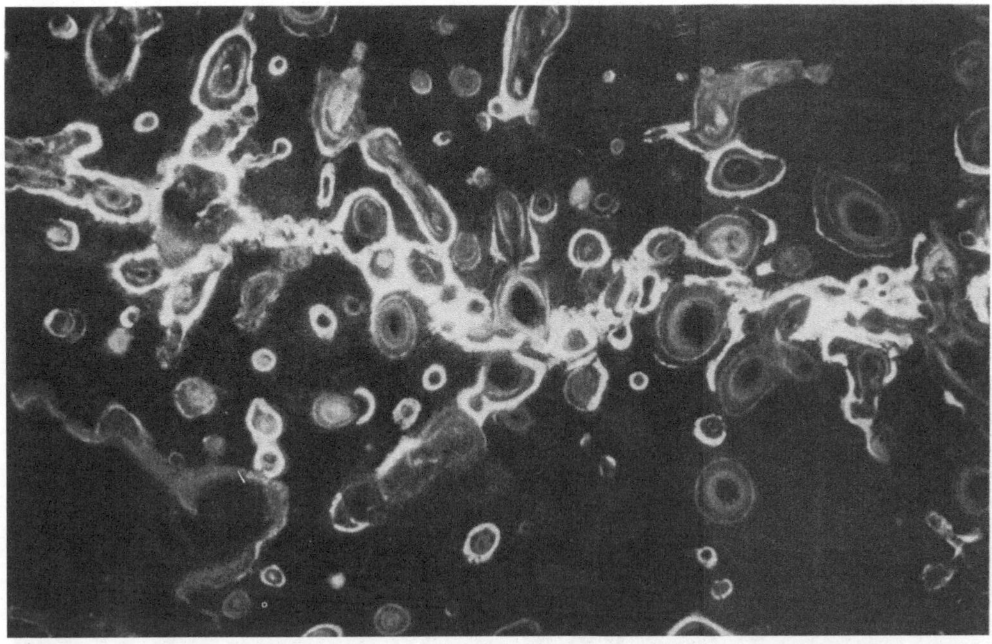

Abb. 27. Fluorescenzmikroskopischer Querschnitt des peripheren Anteils der Osteotomiezone (Ausschnittsvergrößerung 63 : 1): Spaltheilung, Markraum links unten im Bild

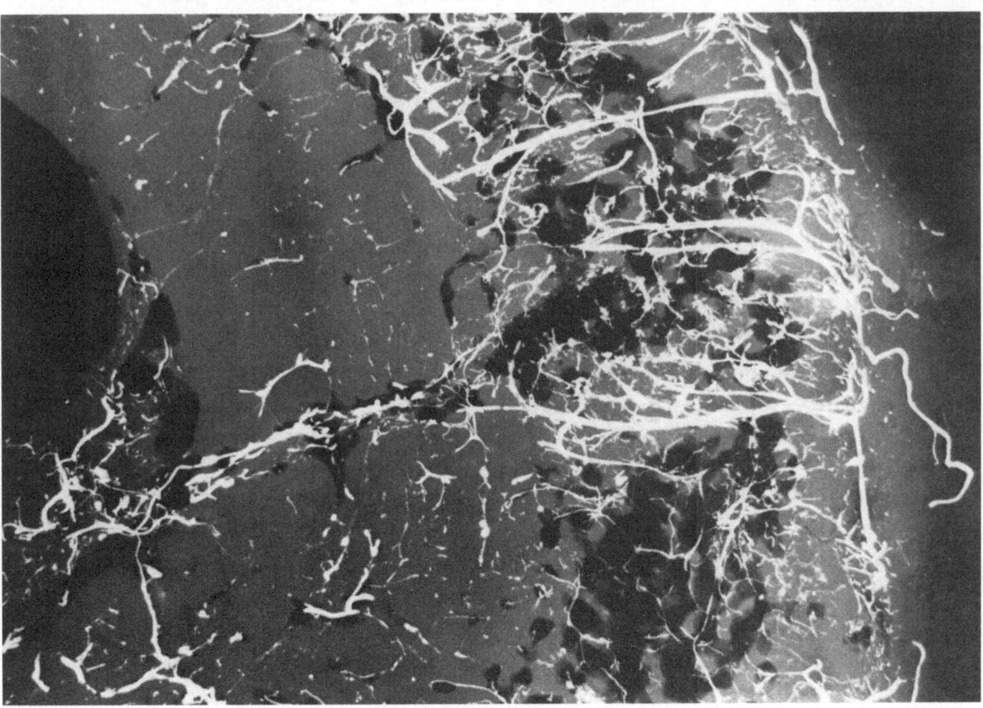

44

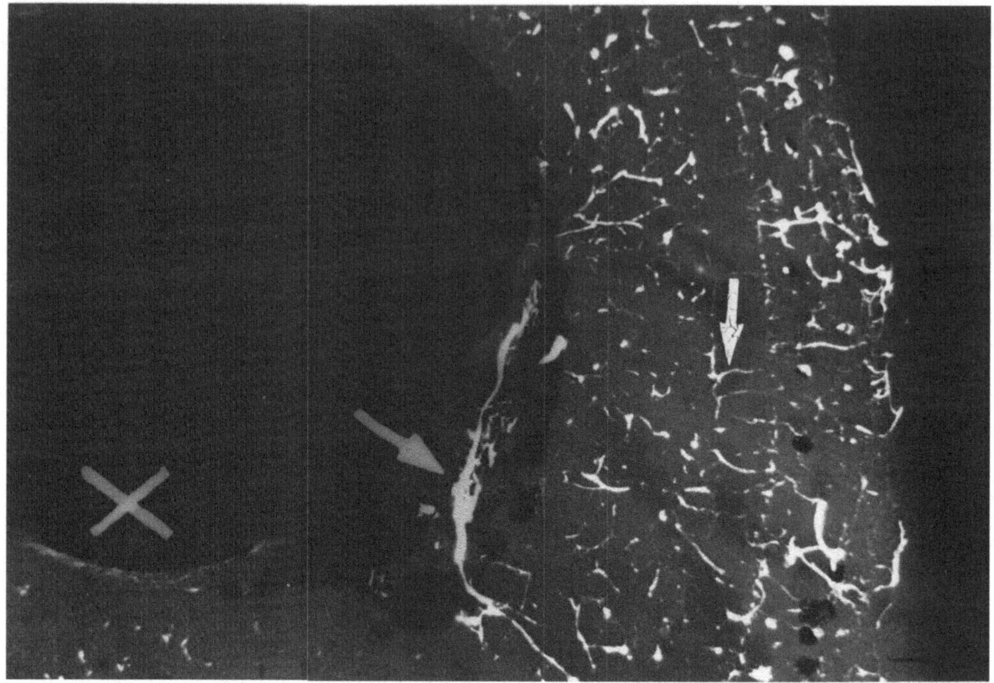

Abb. 29. Nagelkontaktzone an der dorsalen Circumferenz durch Kreuz markiert (gleiches Präparat wie in Abb. 20a). In der dorsomedialen Spaltzone Gefäßregenerat mit zentrifugaler Sprossungsrichtung (*innerer schräger Pfeil*). Der von oben nach unten zeigende Pfeil (*rechtes Bilddrittel*) zeigt auf das primärstrukturtypische Gefäßnetz der schmalen plexiformen subperiostalen Corticalisschicht, die gefäßärmer als die im Umbau befindliche innere Sekundärosteonenschicht ist. Rechts vom Pfeil gepunktete Gefäßlinie = Grenze zum Callus, links vom Pfeil teils parallel, teils punktförmig angeschnittene Gefäße an der Grenze zur Sekundärosteonenschicht

dementsprechend darin finden, daß durch Relativbewegungen zwischen endostaler Knochenoberfläche und Nagel eine Revascularisierung der durch Aufbohrung devascularisierten Areale beeinträchtigt wird.

Die Beseitigung dieser verfahrensbedingten Ernährungsstörung erfolgt in konstanter Weise in der Form, daß die physiologische Struktur wiederhergestellt wird: In Sekundärosteonengebieten verläuft die Revascularisierung der Corticalis zentrifugal. Periostale Primärgebiete gehen bei gleichzeitig ablaufender zentrifugaler Gefäßsprossung Anastomosen mit dem medullären Gefäßnetz ein, jedoch wird kein Ersatz der ausgefallenen medullären Vascularisation aus dem periostalen Netz durch invasive zentripetale Einsprossung beobachtet. *Dementsprechend findet sich eine zentripetale Anbaudrift auch nur bis zur Grenze der Primärstruktur im zweiten Fünftel von außen.* Die periostalen Primärstrukturen bleiben bei Marknagelung vital, entsprechend ihrem periostal-zentripetalen Gefäßverteilungsmuster. Sie weisen nur geringe Umbautätigkeit auf. Ihr Umbau beruht zwar auch auf Sekundärosteonenbildung, im Gegensatz zum Umbau in Sekundärstrukturen erfolgt aber in der Primärstruktur die Substitution weniger durch strukturüberwindende Resorption als durch

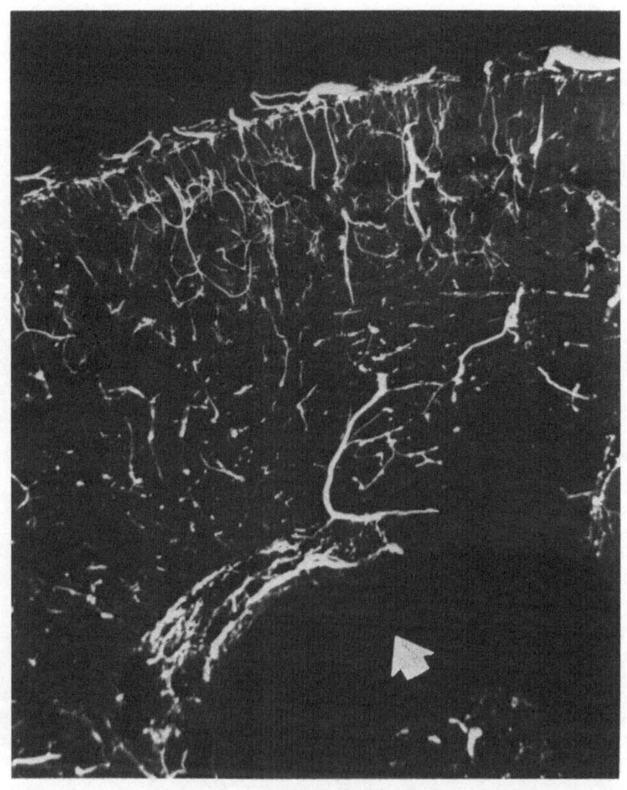

Abb. 30. Restituiertes Markraumgefäßsystem (Ausschnittsvergrößerung): zentrifugale Invasion der Corticalis des lateralen Quadranten, wiederhergestelltes Markraumsystem durch Pfeil gekennzeichnet. Anastomosierung mit dem linken subperiostalen Netz. Oberhalb des Pfeiles avasculäre Nagelkontaktzone

gefäßkanalkongruente, intrakanaläre Erosion und Apposition. Bei Sekundärstruktur wird zentripetal invasive Revascularisierung nur bis an die Grenze zwischen den beiden Strukturen beobachtet, ein kompletter Ersatz der ausgefallenen medullären Vascularisation aus periostalen Primärgebieten wird nicht geleistet, die zentripetale Revascularisierung erscheint vielmehr mit der zentrifugalen Gefäßeinsprossung gekoppelt, ohne letztere findet sich nur periostalseitige Oberflächenerosion.

Diese Umbaudriften, also die verletzungsabhängige und vollständige Revitalisierung der Corticalis durch Revascularisierung (osteolytische Gefäßeinsprossung) und Osteogenese, diese gegenläufigen Driften sind besonders in den Quadranten ausgeprägt, wo eine gute Weichteildeckung besteht: Beim posterioren Quadranten, gefolgt vom lateralen Quadranten, korreliert die Dicke des Muskelmantels mit der Höhe der Umbauintensitäten. Bedingt durch die physiologische Krümmung der Hundetibia lief der Bohrer in allen Versuchen gleichmäßig auf die endostale Oberfläche der medialen Tibiacircumferenz auf und der Nagel hatte hier regelmäßig Kontakt; zusammen mit der fehlenden zentripetalen Drift aufgrund fehlenden Weichteilmantels ergab sich hier die deutlichste verfahrensbedingte Umbaustörung.

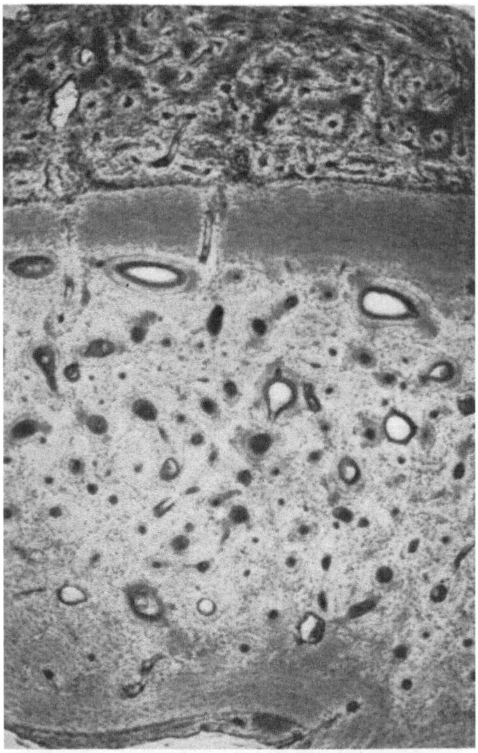

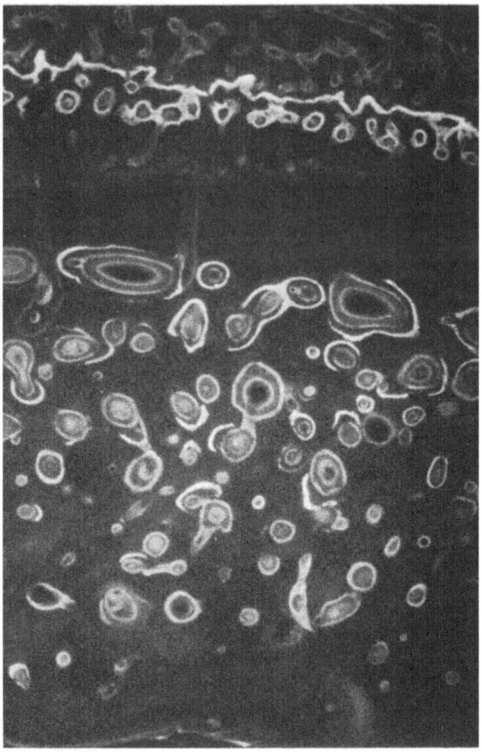

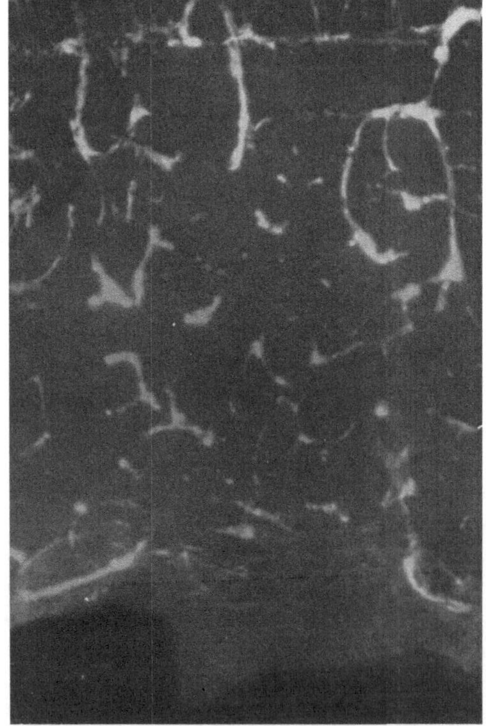

Abb. 31. H15TRD anteriorer Quadrant: Markraum unten im Bild, plexiformes rechteckiges Netz der stark geordneten Callusstruktur oben im Bild. Dieses Muster erinnert an die periostale Apposition während des physiologischen Wachstums. Die Außenschichtgefäße versorgen auch in der 12. Woche nicht die ganze Corticalis, die markraumseitige Sekundärstruktur weist ein rarefiziertes Gefäßmuster auf, histologisch finden sich noch vereinzelte Nekrosezonen. An der endostalen Oberfläche bestand Nagelkontakt

Die Kleinosteonenbildung gewährleistet keine schnelle Kompensation der Umbaustörung, da sie erst vergleichsweise spät ab der vierten Woche einsetzt und im Schnitt nur etwa 30% der mit *einem* Osteoidsaum neugebildeten Osteone ausmacht, das sind 27% von der Gesamtzahl der vorhandenen Sekundärosteone im 12-Wochen-Nagel-Experiment.

Im Hinblick auf die beiden unterschiedlichen Osteosynthesemethoden − Platte und Nagel − läßt sich bezüglich der verfahrensabhängigen, *biologischen* Störwirkung feststellen, daß Platten die zentripetale Umbaudrift behindern, Nägel die zentrifugale Drift, wobei das Revitalisierungsmuster grundsätzlich bei Sekundärstruktur die physiologisch gegebene zentrifugale Richtung einschlägt und bei Mischstruktur je nach deren Zusammensetzung 3/5 (= 60%) bis 4/5 (bei Sekundärosteonenstruktur) der Corticalisdicke versorgt, entsprechend der Ausdehnung des sekundärstrukturierten, physiologischen Gefäßverteilungsmusters. Bei Störung der zentrifugalen Umbaudrift − etwa aufgrund von Relativbewegungen zwischen Knochenoberfläche und Implantat oder bei Nagelkontakt − treten lang anhaltende Nekrosezonen auf, ein kompletter Ersatz ausfallender zentrifugaler Revitalisierung durch zentripetale Umbaudrift wird bei Sekundärosteonenstruktur nicht beobachtet. Wenn auch keine Ersatzvascularisation der devitalisierten, corticalen Innenschicht aus primärstrukturierten, vitalen Außenschichten bei der Marknagelung erfolgt, so ist doch die markraumabhängige Revascularisierungsstrecke bei vorhandener vitaler Außenschicht verkürzt und Anastomosierung leichter möglich, so daß die Umbaurate hier am höchsten ist.

Summarisch gesehen ergeben die vorliegenden Experimentaldaten folgende Abhängigkeiten des Reparationsprozesses:

− vom Schädigungsmuster, welches sich aus akzidentell-traumatischer Devitalisierung und verfahrensabhängiger Devascularisierung zusammensetzt
− von der biomechanischen Konstellation, wobei Instabilität die invasive Phase der Revascularisierung stört
− von der präexistenten Knochenstruktur. Periostale Primärgebiete bleiben bei Marknagelung vital, medulläre Sekundärareale werden durch Plattenosteosynthese nicht beeinträchtigt. Die Länge der Revascularisierungsstrecke der geschädigten Corticalis ist strukturabhängig. Der Reparationsprozeß ist so gesteuert, daß die *prätraumatische Knochenarchitektonik invariant wiederhergestellt wird.*

3.4.2 Diskussion der Ergebnisse

Für die Sekundärosteonenstruktur ergibt die medulläre Devascularisierung durch Aufbohrung einen kompletten Ausfall der inneren corticalen Ernährung, ein Befund, der unstrittig ist nach den Untersuchungen anderer Autoren (Gustilo, Nelson 1964; Dambe 1971; van de Berg 1972; Rhinelander 1974). Auch für Primärstrukturen konnte eine initiale markraumseitige Avascularität in mikroangiographischen Untersuchungen gefunden werden (Trueta, Cavadias 1955; Pfister, Rahn, Perren, Weller 1979; Stürmer, Schuchardt 1980), wobei allerdings festzuhalten ist, daß die Befunde bei Primärstruktur nicht denen bei Sekundärstruktur vergleichbar sind (Eitel, Klapp, Jacobson, Schweiberer 1981), da strukturabhängig unterschiedliche Gefäßverteilungsmuster vorliegen und damit unterschiedliche Schädigungsmuster zustande kommen.

Die vorliegenden Marknagelungen weichen bezüglich der Nekrose der Corticalis, ihrer Dauer und Ausdehung von den Angaben im Schrifttum nicht ab, dies gilt besonders für die fehlende Revascularisierung aus dem Callus (Rhinelander 1974) und die Heilungsverzögerung im Vergleich zur Plattenosteosynthese (Gustilo, Nelson 1964). Aus dem Schrifttum wird auch deutlich, daß in Spaltzonen zwischen Nagel und Knochen Gefäßeinsprossung möglich ist (Göthman 1961; van de Berg 1972; Rhinelander, Nelson 1973), von der aus eine Revascularisierung der Corticalis erfolgt. Hier kommt es dann zu rascher Anastomosierung mit dem von der periostalen Seite getragenen Gefäßgebiet (Maurer, Zucman, Lavalle 1965), wobei in der Verletzungssituation auch Anastomosen zwischen sekundären und

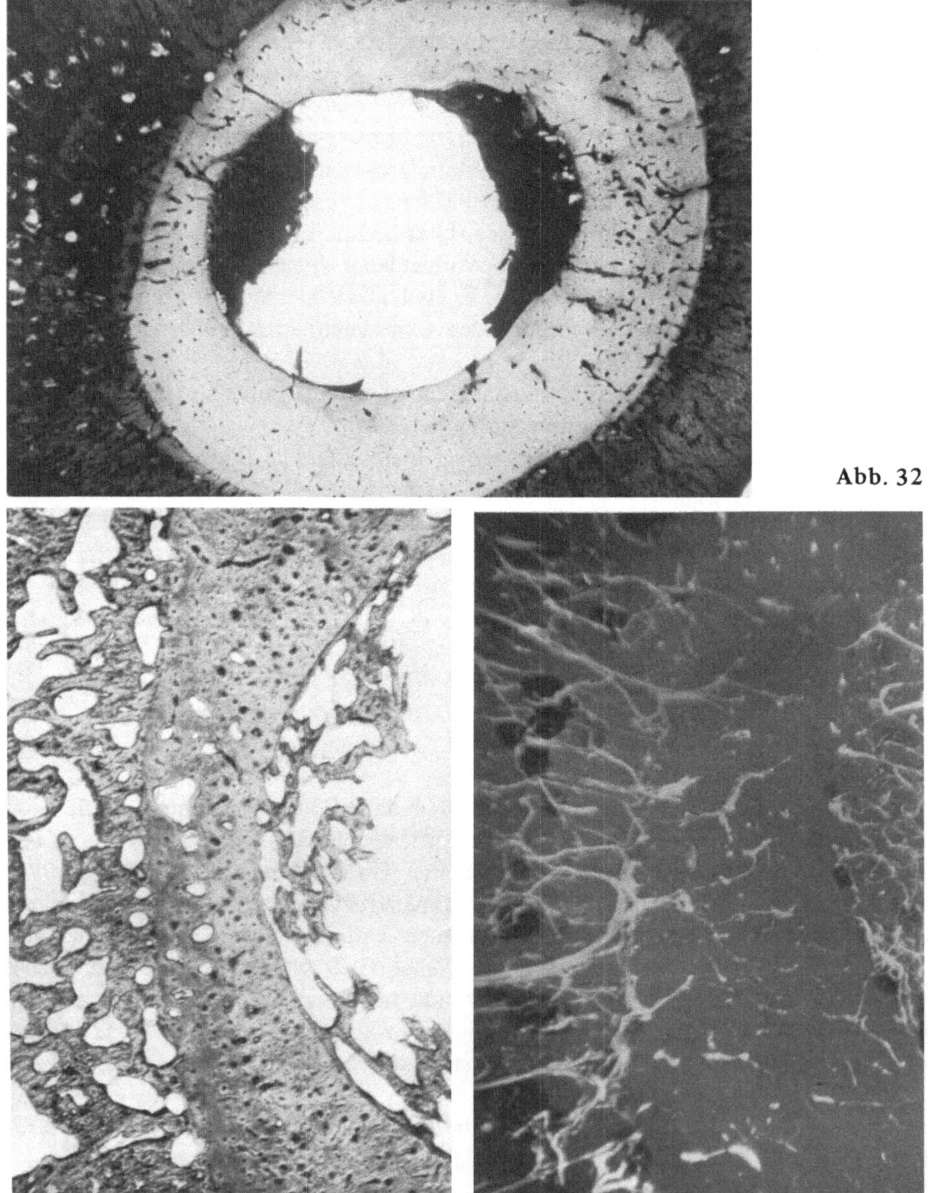

Abb. 32

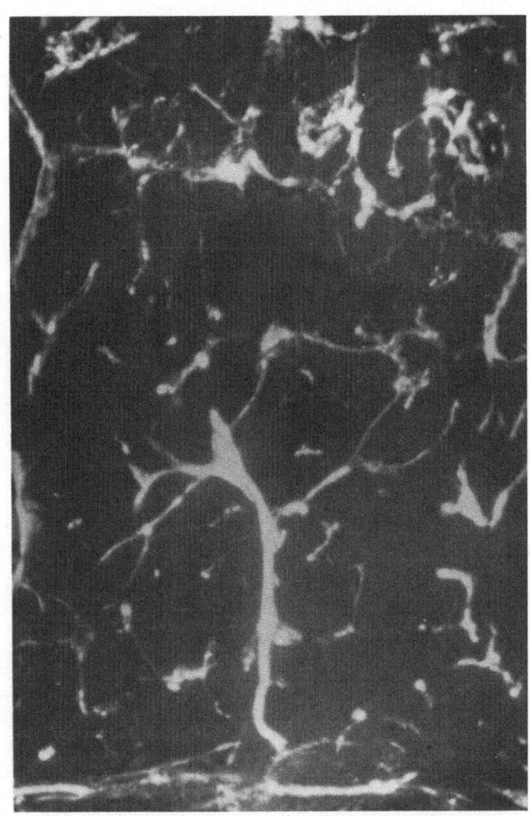

Abb. 33. Mikroangiogramm H12TR DDD: zentrifugale Revascularisation (Markraum unten im Bild) mit Anastomosierung zum periostalen Primärnetz. Oben im Bild unregelmäßige Callusvascularisation, die an der Corticalisgrenze quer abgesetzt ist

primären Gefäßkanälen möglich sind, ein Befund, der unter physiologischen Bedingungen bereits beschrieben ist (Hert, Hladikova 1961; Enlow 1963). Möglicherweise ist hierdurch auch die von Rhinelander (1973) hypostasierte Stromumkehr mit zentripetalem Fluß innerhalb der geschädigten Corticalis erklärbar (Trias, Fery 1979). Jedoch fanden sich bei der Sekundärstruktur der vorliegenden Versuche keine zentripetale Drift der Sekundärosteonenbildung bei reiner Sekundärstruktur, dagegen schon eine zentripetale Drift in

Abb. 32. Querschnitt in der Lupenvergrößerung (*oberes Bild*), dorsale Ausschnittsvergrösserung desselben Präparates (*Fuchsinfärbung linkes unteres Bild*) und korrespondierendes Mikroangiogramm (*rechtes unteres Bild*) von H11TRD: Durch Aufbohren und Auflaufen des Bohrers wurde die dorsale Corticalis ausgedünnt (*Markraum rechts im Bild, Callus links*). In der histologischen Ausschnittsvergrößerung finden sich Zeichen der Innenschichtnekrose, die trotz callöser Auflagerung im Bereich des dorsalen Nagelschlitzes noch nicht komplett aus dem Markraum revascularisiert ist. Das erhaltene subperiostale Gefäßnetz ist offenbar nicht in der Lage, mit dem endostalen Callus so zu anastomosieren wie die medulläre Revascularisation es zustande brächte. Avasculäre Innenschicht rechts im Bild. Kurze subendostale Revascularisierungsstrecke, gut vascularisierter Callus im dorsalen Nagelschlitz. Andererseits zeigt dieser Befund im ganzen gesehen dort stärkere Auflockerung der Corticalis, wo innen und außen Callusreaktion möglich ist (*rechts und links im oberen Bild*)

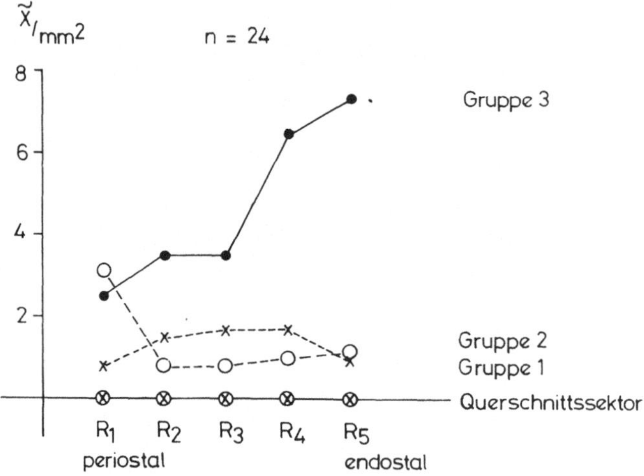

Abb. 34. Medianwert der Häufigkeit von Osteoidsäumen/mm^2 der medialen Tibia (Merkmal 2.4) in der 3. postoperativen Woche für alle drei Gruppen. U-Test: Gruppe 1 und 2 unterscheiden sich auf zweiseitigem 5%-Niveau nicht, dagegen besteht ein signifikanter Unterschied zu Gruppe 3 in der Corticalisinnenschicht (R_4 und R_5). Im Bereich der Außenschicht (R_1) besteht für Gruppe 1 und Gruppe 3 zweiseitig, für Gruppe 1 und Gruppe 2 einseitig auf dem 5%-Niveau eine signifikante Anbaudifferenz

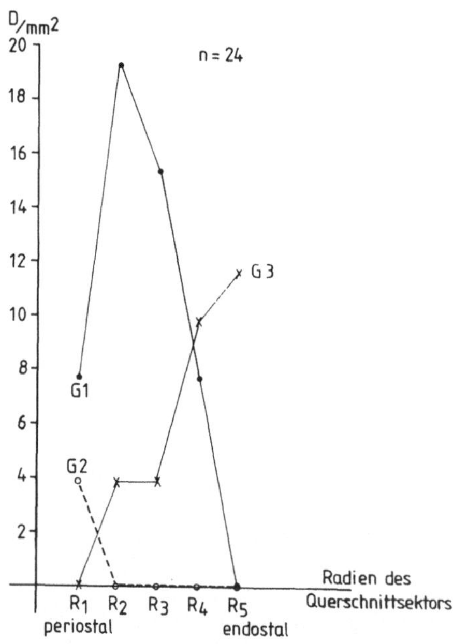

Abb. 35. Dichtemittel D (Merkmal 1.4) von Sekundärosteonen der medialen Nagelkontaktzone bei Versuchsende in Gruppe 1 nach 12 Wochen, Gruppe 2 und 3 nach 4 Wochen: Die Kurven unterscheiden sich wie folgt voneinander: Innen besteht in der Nagelgruppe (G_1) auch noch nach 12 Wochen eine Umbauverzögerung (Nullwert). Die Umbaumaxima driften dann zentrifugal nach R_2 hin. Umgekehrt driftet das äußere Maximum nach innen von R_1 nach R_2. In Gruppe 2 weisen die Maxima von den Fixpunkten her gesehen keine positive Steigung, also auch keine Drift auf. In Gruppe 3 besteht eine Drift von R_1 nach R_2, also in der Außenschicht zentripetal, innen besteht keine Drift, jedoch ein subendostales Umbaumaximum

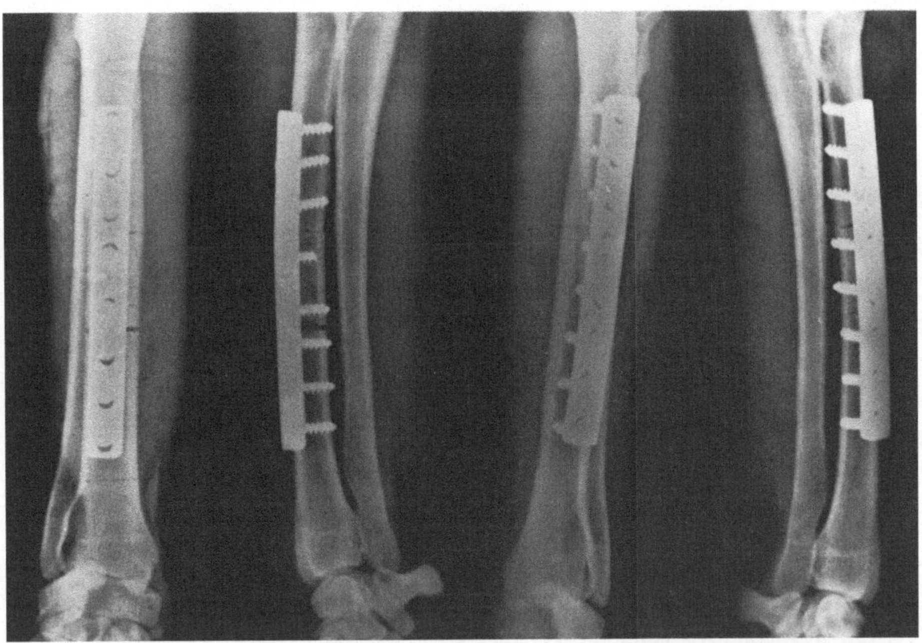

Abb. 36. Röntgenübersicht in zwei Ebenen des Plattenkompressionsversuchs (*rechts im Bild*) und des Distraktionsversuchs (*links im Bild*), hier sperrt die Platte am distalen Osteotomiespalt

primärer Struktur, dann allerdings auf dieses Areal begrenzt, während eine durchgehend zentripetale Drift bei zugrunde liegender, *reiner* Primärstruktur möglich erscheint (Pfister, Rahn, Perren, Weller 1979). Dort, wo Primärstrukturen umgebaut werden, finden sich auch in den vorliegenden Versuchen, allerdings beschränkt auf die Primärstrukturgebiete, zentripetal vorwandernde Fronten der Osteonenbildung. Insofern bekommt der hier erhobene Befund der Strukturabhängigkeit des Regenerationsprozesses (Eitel, Schenk, Schweiberer 1980; Eitel, Seiler, Schweiberer 1981) besondere Bedeutung (Schumacher 1935). Dementsprechend wird bei periostal-funktionstüchtiger Primärstruktur die Revascularisierungsstrecke für die medullären Gefäße kürzer. Die Ausdehnung der periostalen Primärstruktur korreliert mit der Dicke des den Knochen umgebenden Weichteilmantels (Göthman 1962), so daß hiermit der Befund, wonach die posteriore und laterale Region des Knochenquerschnitts die höchste Umbaurate aufweist, erklärt ist sowie die zentripetale Revascularisierung, die verschiedentlich bei Species mit Primärstruktur beobachtet wurde (Göthman 1960). Allerdings kann eine Vergleichbarkeit der primär- und sekundärstrukturierten Skeletabschnitte verschiedener Species, die von verschiedenen Autoren gefordert wurde (Göthman 1960; Stürmer, Schuchardt 1980), nicht bestätigt werden.

Problemzone bleibt an der Tibia damit die schlecht weichteilgedeckte mediale Schaftregion. Die hier vom Markraum einsprossenden Gefäße werden größtenteils aus dem metaphysären Anastomosenbereich zur Verfügung gestellt (Dambe 1971; van de Berg 1972), der bei der Aufbohrung nicht in dem Maße geschädigt wird wie das Nutritiasystem (Pandey, Sharma, Mitra 1977). Der Grund der Umbauverzögerung des medialen Quadranten liegt in

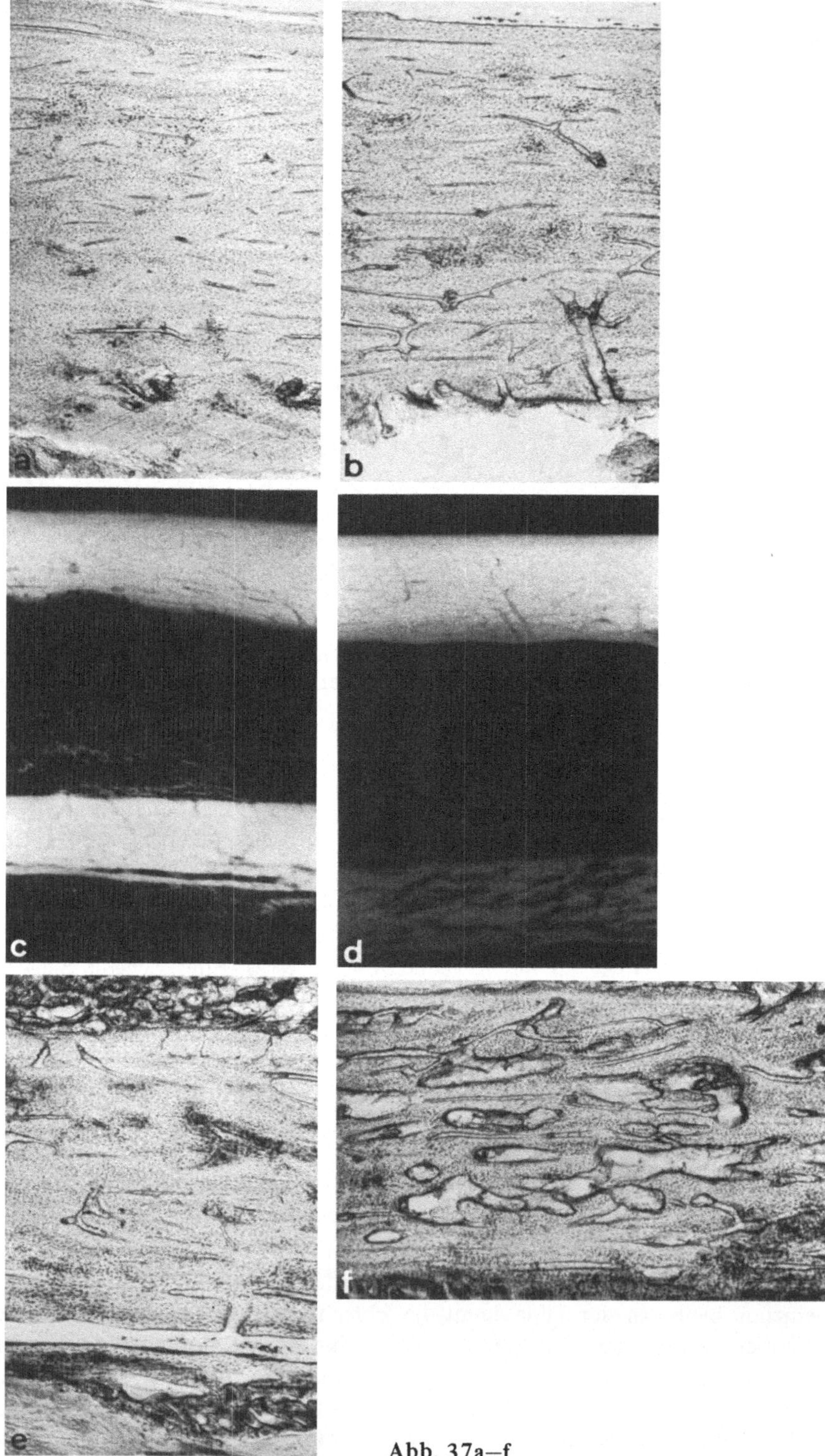

Abb. 37a–f

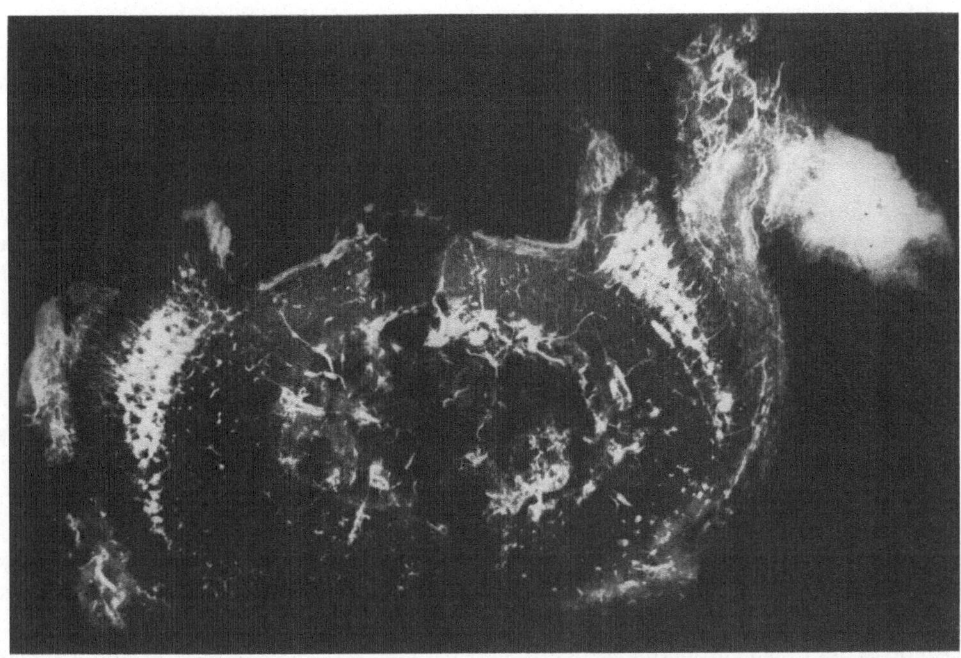

Abb. 38. Mikroangiogramm eines Querschnitts im Hauptfragment unter Plattenosteosynthese mit Distraktion in der 6. Woche (H16RR): Plattenlager (*oben im Bild*) vascularisiert. In der Mitte vertikal ein angeschnittener Schraubenkanal sichtbar, auch hier keine Vascularisationsstörung

der längeren Revascularisierungsstrecke gegenüber den gut weichteilgedeckten anderen Quadranten. Bei der medullären Revascularisierung endostaler Oberflächen scheint nach den Befunden bei der Heilung mit Callus (Dambe 1971) eine Stromumkehr über metaphyseo-medulläre Anastomosen möglich (Rhinelander 1968; Rhinelander 1974). Daß bei vorhandener Primärstruktur auch intracortical eine gewisse Kompensationsmöglichkeit durch Stromumkehr (Trias, Fery 1979) gegeben ist, lassen zudem Untersuchungen mit anderem methodischen Ansatz vermuten (Whiteside, Ogata, Lesker, Reynolds 1978). Die in den vorliegenden Untersuchungen gefundene Begrenzung dieses Kompensationsmechanismus auf das anatomische Ausbreitungsgebiet der Primärstruktur, sofern das medulläre Gefäßgebiet noch nicht wieder funktionstüchtig ist, wird durch Untersuchungen der Gefäßstruktur am Menschen gestützt (Nelson, Kelly, Peterson, Janes 1960).

Abb. 37a–f. Radiogramm und ungefärbte Längsschliffe des avasculären Radiussegments unter Plattenosteosynthese mit Kompression und Distraktion (H27RR, H27RL): Die linke Spalte (**a, c, e**) entspricht der Versuchsanordnung mit Distraktion, die rechte (**b, d, f**) der mit Kompression. Jeweils oben im Bild Plattenlager, unten im Bild plattenabseitige Corticalis, in der Mitte das zugehörige Radiogramm: starke Invasion auf der Kompressionsseite (*rechte Spalte*), plattenabseitige Reaktion stärker als Invasion in die plattenseitige Corticalis

Die venöse Drainage erfolgt unter Aufbohrung und Marknagelung überwiegend zentrifugal transcortical (Harms, van de Berg 1975), ein Hinweis auf die Bedeutung der parossalen Weichteile (Schweiberer 1975; Schweiberer 1978), wobei Weichteiltraumatisierung zur Heilungsverzögerung führen kann (Whiteside, Lesker 1978). Anders stellt sich die Revascularisierung unter Plattenosteosynthese dar (Rhinelander 1965; Dambe 1971; Ganz, Brennwald 1972): Nach 14 Tagen bis 3 Wochen ist die A. nutritia wiederhergestellt. Die corticale Durchblutung ist abhängig von der Wiederherstellung des medullär-zentrifugalen Stromflusses. Eine Beeinträchtigung der Frakturheilung unter Plattenosteosynthese konnte auch bei Primärstruktur des Plattenlagers nicht gefunden werden (Ganz, Brennwald 1972; Klapp 1978). Im Gegensatz dazu wird bei Primärstruktur auch von Vascularisationsstörungen unter Platten berichtet (Wilde, Stürmer, Weiss 1977; Gunst 1980), was aber offenbar nicht zur Heilungsverzögerung führt.

Die Bildung eines avasculären Segmentes (Olerud, Danckwardt-Lillieström 1971) stellt auch unter Plattenosteosynthese eine schwere Beeinträchtigung des Heilungsprozesses dar. Die vorliegenden Befunde entsprechen denen der genannten Autoren: 4/5 der Revascularisierung der Corticalis kommt aus dem Markraum. Sie erfolgt über vorbestehende Haverssche Kanäle und vor allem durch resorptive Invasion. Im Osteotomiespalt fand sich primärstrukturtypische perivasculäre Knochenneubildung. Die vorliegenden Versuche zeigen unter der stabilen Konstellation an beiden Osteotomien einen weiter fortgeschrittenen Heilungsprozeß als auf der Kontrollseite mit dem distal distrahierten Osteotomiespalt, wo Osteolyse der Fragmentoberfläche beobachtet wird bei vergleichsweise geringerer vasculärer Invasion der Corticalis.

Die vorliegenden Befunde unterstützen die Hypothese von Epker und Frost (1965), daß die beanspruchungs- und damit belastungsabhängige Verformung des Knochens die celluläre Aktivität beeinflußt. Die vorliegende Untersuchung gibt keinen Aufschluß darüber, ob die osteoblastische Aktivität bei der Sekundärosteonenbildung von der elastischen Deformation gesteuert wird (Chamay, Tschantz 1972). Es kann aber aus den Befunden geschlossen werden, daß die vasculär-resorptive Invasion devitaler Areale von der elastischen Verformung des betreffenden Knochenabschnitts abhängt. Damit wird die osteoklastische Aktivität bzw. die Differenzierung mesenchymaler, adventitieller Zellelemente offenbar durch einen ganz bestimmten Betrag mechanischer Belastung beeinflußt, indem Gefäßsprossen ausgerichtet und zu *osteoklastischer* Aktivität induziert werden. Die der osteoklastischen Front im Resorptionskanal nachfolgende osteoblastische Apposition könnte als induzierte Osteogenese (Schweiberer 1971) aufgefaßt werden. Zur Vervollständigung der Theorie der Sekundärosteonenbildung können die Untersuchungsergebnisse von Bassett (1962, 1966, 1968) herangezogen werden, der Entstehung und Einfluß bioelektrischer Potentiale auf die Osteogenese untersucht hat. Danach ist anzunehmen, daß die Sprossungsrichtung der Capillaren von bioelektrischen Potentialen, die bei der elastischen Deformation des Knochens auftreten, gesteuert wird.

Geht die Verformung über die *Elastizität* des Gewebes hinaus, so besteht die biomechanische Konstellation der Instabilität. Es kommt zur bleibenden Verformung von Gewebselementen, so daß für die Gefäßinvasion kein Reizeffekt, sondern ein der Gewebshomogenisierung ähnlicher Zerstörungseffekt resultiert. Dann ist die Bildung von Sekundärstrukturen im Vergleich zu der Konstellation mit elastischer Deformation behindert. Das Maß des biomechanischen Reizeffektes besteht also nicht in dem Betrag der Distanzänderung zwischen den Fragmenten, insofern ist die Definition der Instabilität als Relativbewegung für die celluläre Beobachtungsebene unzureichend, vielmehr wird diese Form der „Unruhe" unter diesem Aspekt besser als dynamische Dehnung der Gewebselemente (Perren, Rahn, Cordey 1975) definiert. Anders liegt die Situation für die Bildung von Primärstrukturen, etwa periostalem Callus, wo Instabilität auch gröberen Ausmaßes im Sinne der Relativbewegung noch eine Reizfunktion hat (Yamagishi, Yoshimura 1955; Yasuda 1977). Allerdings zeigen die vorliegenden Untersuchungen auch, daß bei der ausreichenden Retention durch den Marknagel und· der damit gegebenen vergleichsweise geringen Instabilität die Callusstruktur in einer außen longitudinal und innen radiär zur Knochenoberfläche geordneten Trabekelarchitektur besteht, während bei makroskopischen Relativbewegungen, wie sie etwa bei der experimentellen Pseudarthrosenbildung auftreten, ungeordnete Callusstrukturen beobachtet werden (Eitel, Dambe, Klapp, Müller, Schweiberer 1974). Bei diesem klinisch relevanten Grad der Instabilität erscheint die Störwirkung dann besonders deutlich, da hier mechanisch induzierte Resorption (Perren, Ganz, Rüter 1972; Ganz, Perren, Rüter 1975) äußerer Oberflächen beobachtbar ist bei gleichzeitiger Hypervascularisation ähnlich der Granulationsgewebsbildung, ohne daß es zu einer vasculär-invasiven Aufschließung der Corticalis käme. Im Extremfall, bei instabilen, isolierten dritten Fragmenten, entstehen Bilder analog der Sequestrierung.

Die hier untersuchte Histomorphologie der resorptiven Gefäßinvasion darf nicht mit dem Bild der stress-protection unter rigider Plattenosteosynthese (Uhthoff, Dubuc 1971) verwechselt werden. Stress-protection erscheint als resorptive Auflockerung im Sinne einer Spongiosierung der Corticalis unter Plattenosteosynthese nach erfolgter invasiver Revascularisierung und führt zu einer signifikant mechanischen Schwächung (Kinzl, Perren, Burri 1974). Diese Veränderungen sind an *vitalen* Knochen gebunden, während die hier behandelte initiale Resorption bei der Revascularisierung *avasculärer* Knochengebiete auftritt und ein anderes Verteilungsmuster aufweist als bei der stress-protection.

Mit der biomechanischen Abhängigkeit der Revascularisierung — und damit des Knochenumbaus (Lanyon, Baggott 1976) — soll nicht behauptet werden, daß andere, etwa biochemische Faktoren (Chemotaxis) keinen Einfluß hätten. Die vorliegenden Befunde bestätigen vielmehr die Hypothese von Knöfler (1967), daß biomechanische Faktoren geeignet sind, wirksame chemische Faktoren, etwa die Wasserstoffionenkonzentration (Brookes, Singh 1970) zu überlagern. Die Knochennekrose stellt wohl eher die Initialzündung zur cellulären Reaktion her, wobei im sekundären Umbau befindliche Primärstrukturgebiete besonders leicht reagieren (Currey 1964) und Schaltlamellen in Sekundärstrukturen als letzte Wiesen der Versorgung anzusehen sind (Müller 1926). Die daraufhin einsetzende Revascularisierung führt zu einer strukturbedingt *fleckförmigen* Revitalisierung von Sekundärgebieten, wie sie in den vorliegenden Untersuchungen beobachtet wurde, während Primärgebiete strukturabhängig *homogen* revascularisiert werden.

Auch die bemerkenswert konstant auftretende, ringförmige Umbauaktivität bei Marknagelung in den zentralen Abschnitten des Corticalisquerschnitts ist nicht alleine traumatisch ausgelösten biochemischen oder biomechanischen Faktoren anzulasten, vielmehr zeigt sich dieses Umbaumuster auch unter physiologischen Bedingungen in den Versuchen von Amprino und Marotti (1964). Ob hierbei zusätzlich genetische Faktoren eine Rolle spielen, ist unbekannt.

Die Verzögerung der Revascularisierung unter Instabilität und damit die Heilungsverzögerung unter instabiler Marknagelung (Andersen, Gilmer, Tooms 1962) entkräftet das Argument, bei der Marknagelung nicht aufzubohren, um die offensichtlich verfahrensbedingte zusätzliche Schädigung der Vascularisation zu vermeiden. Denn die vorliegenden Versuche zeigen, daß trotz der auftretenden corticalen Nekrosen, im Verein mit einer ver-

56

zögerten biologischen Integration, die Stabilisierung über Callus unter dieser Konstellation zur funktionellen Wiederherstellung führt, die allerdings nicht mit kompletter Regeneration gleichzusetzen ist. Unterbleibt die Aufbohrung, dann ist die Nagelung instabil; denn der Nagel bedarf zu seiner elastischen Querverklemmung einer möglichst großen Abstützfläche (Sadakane, Nagano, Onone, Sunami, Engelhardt 1978), was nur durch Aufbohrung erreicht werden kann. Die verbleibende „Restinstabilität" liegt im günstigen Fall in dem Bereich, wo periostale Callusbildung induziert wird (Perren, Cordey 1977), so daß für eine biomechanische Integration gesorgt ist, obgleich, wie die vorliegenden Untersuchungen ausweisen, noch ein langwieriger Umbau erfolgt. Da die Plattenosteosynthese diese Calluswirkung nachvollzieht, ist sie dem Regenerationsprozeß scheinbar angepaßter als die Nagelung, durch ihr technisches Design wirkt sie zudem weniger devascularisierend, wie die vorliegenden Befunde im Vergleich mit dem Schrifttum zeigen. Trotzdem stellt sie nicht das ideale Verfahren dar, weil sich der biomechanische Nachteil (Jäger, Dietschi, Ungethüm 1973) der implantatabhängigen stress-protection (Gördes 1976) ergibt, der auch durch Konstruktionsverbesserungen wie Einführung von Gleitlöchern (Allgöwer, Kinzl, Matter, Perren, Rüedi 1978; Mittelmeier 1973) und Annäherung der Materialelastizität an den Elastizitätsmodul des Knochens (Zenker 1974, 1975; Akeson, Woo, Coutts, Matthews, Gonsalves, Amiel 1975; Uhthoff, Bardos 1978) bisher nicht beseitigt werden konnte. Zudem ergeben sich insofern Nachteile, als das Fehlen periostaler Callusbildung unter Plattenosteosynthese offenbar zu einem biomechanisch weniger tragfähigen Umbaumuster führt (Falkenberg 1961), so daß Refrakturen nach Plattenosteosynthese häufiger sind. (Köbler, Wiechell 1971).

Insofern stellt sich vom biomechanischen Aspekt (Gördes, Jäger 1977) die Nagelung günstiger dar, da hier die postoperative Belastung nicht nur die Callusbildung induziert, sondern weil der Umbau durch den funktionellen Reiz stimuliert wird (Putschar 1937). Damit nach Nagelung eine ausreichende Stabilität gewährleistet bleibt, ist die postoperative Frühmobilisation zur dynamischen Kompression der Fraktur notwendig (Diehl 1976). Die Konsequenz wäre, die Vorteile der beiden Verfahren zu vereinigen, indem man einen Kompressionsnagel konstruiert. Die bisher entwickelten Modelle scheitern jedoch technisch, da eine geeignete Druckübertragung nicht zustande kommt (Ritter, Grünert 1973).

Vom Biologischen her gesehen ist die Nagelung ungünstiger, da hier die Regenerationsfähigkeit des Knochens stärker beansprucht wird. Insofern erscheint die Marknagelung beim alten Menschen mit seiner vorwiegenden Sekundärstruktur und der offenbar verminderten Regenerationsfähigkeit (Rohde 1923) komplikationsträchtiger als bei jüngeren Patienten mit ihrer kürzeren Revascularisierungsstrecke und besseren Regenerationsfähigkeit. Dabei wiederum ist zu bedenken, daß sekundärtypischer Umbau von Primärstrukturen zur biomechanischen Schwächung der Struktur führt (Carter, Hayes, Schurmann 1976). Dies hat aber nur experimentalchirurgisch methodische Bedeutung und ist für die Klinik kein Nachteil, da in der Humansituation allenfalls Mischstrukturen auftreten, die sich ihrerseits nach den vorliegenden Untersuchungen bezüglich der Regenerationsfähigkeit am günstigsten darstellen.

Zusammenfassend ergibt der Vergleich der vorliegenden Befunde mit dem Schrifttum, daß der Ordnungsgrad des verletzungsabhängigen Gefäßverteilungsmusters in Relation zur Verteilung unter physiologischen Bedingungen sowie die Invasionsrichtung, Invasionstiefe und das Anastomosierungsausmaß zu anatomisch getrennten Gefäßgebieten in der Hauptsache von biochemischen, strukturellen und biomechanischen Faktoren abhängen. Unter klinischen Bedingungen ist in erster Linie die biomechanische Konstellation beeinflußbar.

Dabei ist zu berücksichtigen, daß die Verfahren, die zur Stabilisierung verwandt werden, selbst in dargestellter Weise das Schädigungsmuster prägen. Traumatische und operative Devascularisierung, biomechanische Konstellation und Revascularisierung beeinflussen sich in wechselndem Verhältnis gegenseitig. Die sich jeweils daraus ergebende pathophysiologische Konstellation, faßbar mit den Schlagworten Vascularität und Stabilität, steuert den reparativen Umbau des verletzten Knochenabschnitts.

3.4.3 Diskussion der angewandten Methoden

Mit Gruppe 1 war beabsichtigt, den Einfluß einer variierten Knochenstruktur im Vergleich zu Gruppe 2 zu untersuchen. Deshalb wurden beide Gruppen im 3-Wochen-Stadium miteinander verglichen. Mit Gruppe 2 sollte der Einfluß von Instabilität untersucht werden, zur Kontrolle diente das Plattenexperiment in Gruppe 4. Außerdem wurde der Devascularisierungseffekt der Aufbohrung mit Gruppe 3 untersucht, wobei stabile Bedingungen vorgegeben werden mußten in Form alleiniger Aufbohrung ohne Osteotomie, um keinen Überlagerungseffekt durch Instabilität zu erhalten. Diese Gruppe diente zugleich als Kontrollgruppe für Gruppe 2. Um zudem osteotomiebedingte Schädigungseinflüsse von dem osteosynthesebedingten Schädigungseffekt unterscheiden zu können, wurden neben der Osteotomiezone vor allem periphere Areale der Diaphyse untersucht.

In Gruppe 1 wurden zur besseren Standardisierung nicht nur wie in den übrigen Gruppen vergleichbare Operationen in vergleichbaren anatomischen Lokalisationen durchgeführt, sondern zudem Tiere desselben Wurfs genommen. Die Standardisierung derartiger Versuchsanordnungen ist erfahrungsgemäß schwierig, da die Umbauaktivität sowohl von der Struktur (Demeter, Matyas 1928), damit von Alter (Raman 1969) und Species, als auch von Beanspruchung, somit von Körpergewicht und Größe (Ertelt 1955; Breitenfelder, Rütt 1976), und von der Topographie abhängt (Eitel, Seiler, Schweiberer 1981). Sowohl Diaphyse und Metaphyse als auch die einzelnen Quadranten, z.B. posterior und medial, weisen unterschiedliche Umbauraten unter physiologischen Bedingungen auf (Harris, Haywood, Lovorgna, Hamblen 1968; Marotti, Favia, Zambonin-Zallone 1972). Die vorliegenden Untersuchungen zeigen aber für osteogene Reparation der Diaphyse keine Unterschiede der einzelnen Abschnitte des Längsschnitts, dafür aber in den Querschnittsquadranten Variationen in Korrelation zur jeweiligen Weichteildeckung. Global gesehen ist die Osteonenverteilung nicht zufällig, sondern topographisch (Frost 1969). Bei Beachtung dieser Kriterien ist aber eine interindividuelle Vergleichbarkeit gegeben.

Bedingt durch die nekroseabhängig häufig auftretenden Nullwerte der ausgezählten Merkmale in den Meßfeldern ergab sich eine entsprechende Streubreite der Häufigkeitsverteilung mit hohen Standardabweichungen, die aber in diesem Fall nicht auf Inhomogenität im verwendeten Material hinweisen, sondern Ausdruck der verfahrensbedingt entstehenden pathophysiologischen Konstellation mit ihren inhomogenen Osteonenverteilungsmustern ist. Insofern beeinträchtigt diese Streubreite nicht die Aussagefähigkeit der vorliegenden Untersuchung.

Die Anwendung der vier Untersuchungsmethoden erweist sich zur Charakterisierung des Umbauprozesses als notwendig, weil hiermit Strukturparameter (Histomorphologie) sowie Funktionsparameter (Osteoidsaumindex) und deren Übergangsformen (mikroangio- und radiographisches Muster) erfaßt werden: Mit der Fuchsinfärbung wird die Devitalisierung in Gestalt fehlender Fuchsinpermeabilität, leerer Osteocytenhöhlen und pyknotischer bzw.

nekrobiotischer Zellkerne diagnostiziert. Dabei ist zu bedenken, daß jedes Merkmal für sich nicht hinreichend ist, um Nekrose festzustellen. Der Begriff der Nekrose (Axhausen, Bergmann 1937) sollte nur für die Zellsubstanz benützt werden. Zelluntergang bedeutet nicht Totalnekrose des Knochens, da trotz Zellnekrose induktionsfähige Knochengrundsubstanz vorhanden sein kann (Schweiberer 1971; Schweiberer, Eitel 1977). Dieser Zustand würde dem pathophysiologischen Substrat angepaßt mit Devitalität charakterisiert werden können, während Avitalität, dem gemeinhin gebräuchlichen Begriff der Nekrose entsprechend, Zelluntergang plus Verlust der Induktionsfähigkeit der Knochengrundsubstanz bedeuten könnte. Zu beachten ist außerdem, daß 25% der Osteocytenlacunen keine Zellen aufweisen können, weil diese ober- oder unterhalb der Schnittebene liegen (Larson, Kelly, Janes, Peterson 1961). Auch kann der Schleifvorgang bei der nativen Präparation die Weichteile entfernen, so daß leere Lacunen vorgetäuscht werden (Schenk 1965). Diese Fehlermöglichkeiten können nur durch Kombination der Merkmale und Summierung über die möglichst ausgedehnte Fläche bzw. ausreichend tiefe Volumina minimiert werden. Deshalb lag die Schnittdicke der histologischen Präparate in der vorliegenden Untersuchung bei 0,1 mm.

Die Fluorochromierung charakterisiert Anbauparameter. Zu beachten ist hier, daß auch dort, wo Knochenmaterial ohne aktive Stoffwechselleistung halisteretisch herausgelöst wird, im Rahmen der dabei entstehenden Chelatbildung eine Anfärbung erfolgen kann. Fluorochromierung von totem Knochen kann demnach vorkommen (Eger, Kämmerer, Fuchs 1964). Aus der Geometrie der angefärbten Areale kann jedoch auf die zugrundeliegende Struktur zurückgeschlossen werden, in der vorliegenden Untersuchung wurden im Querschnitt nur ringförmige bzw. bandartige Anfärbungen berücksichtigt, die in totem Knochen nicht vorkommen.

Die bei den Plattenversuchen verwendeten Radiographien sind insofern aussagekräftig, als sie die invasive Resorptionstätigkeit unmittelbar abbilden und zudem mit der Anbautätigkeit übereinstimmen (Vanderhoeft, Peterson, Kelly 1962). Die positive Korrelation zwischen radiographischer und fluorescenzmikroskopischer Untersuchungstechnik ist nachgewiesen (Riggs, Kelly, Jowsey, Keating 1965). Nach Schenk (1967) ist das Verhältnis von Resorptionskanälen zu wachsenden Osteonen konstant 3 : 4.

Die Validität der mikroangiographischen Methodik ist als Screening-Methode des Umbauprozesses uneingeschränkt. Ihre Begrenzungen liegen in ihrem statischen Charakter, da sie nur einmal in vivo angewendet werden kann. Sie erfordert zudem eine Präparatdicke, die um ein Vielfaches über dem Querschnitt der Einzelgefäße liegt. Zudem können Füllungsdefekte und Eröffnung funktionell unbedeutender Gefäßstrecken falsche Vascularisationsmuster ergeben. Unter zusätzlicher Verwendung der obengenannten Methoden lassen sich diese Schwierigkeiten jedoch umgehen, indem die Interpretation nur aus der Gesamtheit der angewandten Methodik erfolgt, so daß beispielsweise unter Zuhilfenahme von Fluorochromierung und Fuchsinfärbung fleckförmige Vitalitätsstörungen nachgewiesen werden, obgleich ein nahezu unauffälliges Gefäßverteilungsmuster vorliegt. Untersuchungen mit anderem methodischen Ansatz (Shim, Patterson, Copp 1971) beweisen die Validität der mikroangiographischen Methodik, da sie zu identischen Ergebnissen führen. Der Wert der Mikroangiographie liegt weniger in der Vitalitätsdiagnose als in der Charakterisierung der vasculären Seite des Reparationsprozesses. Kriterien wie Zahl der Gefäßanschnitte pro Volumeneinheit (Dichte), Eindringtiefe und -richtung in Relation zur Knochenaußenfläche sowie Verzweigungsrichtung und Anastomosenzahl zu anatomisch getrennten Gefäßgebieten ergeben einen qualitativen Eindruck des Umbauvorganges. Feinere Kaliberunterschiede können mit der Bariumsulfatmethode nicht diagnostiziert werden (Frik, Persch 1969), so daß beispielsweise eine Unterscheidung von Arteriole und Capillare, sieht man einmal von den ohnehin gegebenen definitorischen Schwierigkeiten ab, nicht möglich ist. Sicher ist jedoch, daß das Kontrastmittel „mikrozirkulatorische Gefäßbereiche" (Klümper 1976) darstellt. Durch die dem Bariumsulfat eigene Adhäsivität kommt es dabei zur Embolisierung der präcapillären bis capillären Gefäßstrecke, die gegenseitig transcapilläre Strecke bleibt röntgenmorphologisch frei.

Die statistische Auswertung der vorliegenden Daten beschränkt sich bewußt weitgehend auf die deskriptive Seite, da analytische Methoden bei Fragestellungen wie der vorliegenden erfahrungsgemäß leicht überfordert werden. Zur Darstellung der Häufigkeiten in den Histogrammen wurden häufig die Medianwerte verwendet, da sie von Extremwerten unbeeinflußt bleiben. Die vorliegenden Häufigkeitsverteilungen zeichnen sich außerdem durch eingipflige Schiefe aus, so daß sich die Bestimmung des häufigsten Stichprobenwertes in Form des Dichtemittels anbot. Diese Verteilungsform kommt durch den Wachstumscharakter der untersuchten Merkmale zustande und läßt sich damit in eine logarithmische Normalverteilung transformieren, wobei sowohl das Schrifttum (Auerbach 1957) als auch der direkte Test (David, Hartley, Pearson 1954) die Annahme der Normalverteilung rechtfertigen. Die Signifikanzberechnungen wurden nach logarithmischer Transformation der auf Quadratmillimeter umgerechneten Häufigkeiten vorgenommen. Die Berechtigung der Anwendung des T-Tests wurde durch Anwendung des U-Tests geprüft. Diese Tests empfahlen sich, da die an sich diskreten Merkmalshäufigkeiten zur besseren Vergleichbarkeit mit den Ergebnissen des Schrifttums (Knese 1966) auf Quadratmillimeter umgerechnet wurden, wodurch sie stetigen Charakter bekamen. Die Umrechnung auf Volumeneinheiten ist jederzeit möglich, da die histologischen Schnitte 0,1 mm dick waren, so daß nur mit diesem Faktor multipliziert werden muß.

Der Meßvorgang selbst erfolgte unabhängig an zwei verschiedenen Stellen über die insgesamt vier Quadranten, womit ein zuverlässig repräsentativer Durchschnitt erhoben werden konnte. Mit der Wahl eines 0,49 mm^2 großen Meßfeldes konnte zwar die Höhe der Standardabweichung reduziert werden, jedoch waren mit dieser Meßfeldgröße nur drei Verschiebungen im Querschnittssektor von periostal nach medullär möglich, so daß hier ein zu grobes Raster der Erfassung des intracorticalen Umbaues verwendet worden wäre. Der Meßvorgang wurde deshalb mit einem feineren quadratischen Meßfeldraster (0,51 mm Kantenlänge) vorgenommen, weil dieses im Intervall zwischen dem maximalen Osteonendurchmesser (0,4 mm) und der zu messenden Querschnittsbreite (um 2,5 mm) lag, wobei bewußt die untere Intervallgrenze gewählt wurde, um das Raster möglichst fein zu gestalten und damit den Fehler durch Überstehen des inneren Meßfeldes möglichst gering zu halten. Da nur der mediale Quadrant eine konstante Querschnittsdicke aufwies, zudem hier aufgrund der fehlenden Weichteildeckung die Störwirkungen auf die Reparation vergleichsweise klar zutage treten, wurden in diesem Quadranten die Gruppenvergleiche vorgenommen.

Es wäre angebracht gewesen, zur Bestimmung der Umbaudrift Abbauparameter heranzuziehen (Epker, Frost 1965). Da hiermit jedoch keine bleibende Markierung über die Zeit möglich ist (Schenk 1967), wurden fluorochromierte Anbauparameter verwandt, die sich ja komplementär zur Abbauseite verhalten.

Die Verwendung des Radius für die beidseitigen Versuche empfiehlt sich aus Stabilitätsgründen. Weil die Meßwerte dieser Region aufgrund der lokalisationsabhängigen Variabilität nur bedingt mit denen der Tibia vergleichbar sind, wurde hier nur die qualitativ-morphologische Auswertung vorgenommen.

Die Auswahlbeeinflussung durch den Züchter, von dem die Versuchtiere bezogen wurden, wurde durch Einhalten einer Eingewöhnungszeit von zwei Monaten (Sigmagrenze nach Frost 1963) minimiert. Die Hunde wurden im Stall am Ort des Experiments bei konstanten Bedingungen gehalten. Es wurden nur gesunde und, im Vergleich untereinander, sich normal verhaltende Hunde in den Versuch genommen, eine Zufallsstichprobe aus der Zahl der zur Verfügung stehenden Tiere zu entnehmen und zu verwenden, war aus Kostengründen nicht möglich.

Die in den vorliegenden Versuchen stillschweigend unterlegte Annahme der Korrelation zwischen morphologischer Struktur und physiologischer Funktion erscheint nach den Ergebnissen des Schrifttums gerechtfertigt (Frost 1963; Cooper, Milgram, Robinson 1966).

Die Übertragbarkeit von Tierversuchen auf die Humansituation wurde im Fall der osteologischen Forschung an anderer Stelle als gegeben begründet (Eitel, Schweiberer 1980; Eitel, Seiler, Schweiberer 1981).

4. Schlußfolgerungen: Dimensionen der Indikation

Die Antezedenzdaten zusammen mit den experimentellen Befunden zeigen, daß die osteogene Reparation ein komplexer Prozeß ist, der sich einer strengen Schematisierung – etwa in Gestalt einer algorithmischen Formalisierung – entzieht. Es kann nicht für jede Verletzungssituation das passende Behandlungsverfahren invariant festgelegt werden, weil die Reaktionsform des Organismus nur mit einem gewissen Wahrscheinlichkeitsgrad voraussagbar und die einwirkenden Störfaktoren nicht sicher überschaubar sind. Das bedeutet, daß Entscheidung für ein Behandlungsverfahren nur unter Risiko möglich ist, da die Voraussage über die pathophysiologische Reaktion unsicher ist. Insofern ist Indikation nur unter den reproduzierbaren Bedingungen des Experiments analysierbar. Die auf naturwissenschaftlicher Basis beruhende Untersuchung dieser komplexen Zusammenhänge und die daraus deduzierte Verwendung von Wahrscheinlichkeitsannahmen (signifikante Prognosen) stellen das einzige Mittel dar, die im ethischen Wertbereich gelagerte Zielvorgabe ärztlich-rehabilitativen Handelns zu erfüllen. Klinisch-retrospektive Studien sind in ihren prognostischen Aussagemöglichkeiten begrenzt und – wie einleitend gezeigt wurde – kontrovers, so daß für die vorliegende Problematik experimental-chirurgischen Ergebnissen besondere Bedeutung zugemessen wird.

4.1 Pathophysiologische Dimension des Indikationsbegriffs

Wenn es auch nicht möglich ist, einen Algorithmus der Indikation anzugeben, so ist doch eine Matrix konstruierbar aus diagnostischen, pathophysiologischen und therapeutischen Kriterien, die diesen Entscheidungsprozeß auf zu jeder Zeit an jedem Ort nachprüfbare Weise nachvollziehbar werden läßt (Tabelle 4).

4.1.1 Die Entscheidung: konservativ – operativ

Die indikatorische Überlegung beginnt logischerweise mit dem Diagnoseraster: Heute unbestritten ist die Entscheidung bei Gelenkfrakturen (A_1), Defektfrakturen (B_1) und Frakturen mit Störwirkungen (C_1) etwa begleitende Nerven- oder Gefäßschäden (s. Tabelle 1). Kann die Verletzung unter dem Index 1 eingeordnet werden, so ist eine operative Behandlung angezeigt.

Ist die gegebene Frakturform unter den Diagnoseindices 2 oder 3 einzuordnen, kommen pathophysiologische Überlegungen (C–E) zum Tragen: Ist keine Störwirkung zu erwarten (C_3), so lautet die Entscheidung konservative Therapie, wobei in letzter Zeit besonders die funktionelle Gipsbehandlung nach Dehne-Sarmiento günstige Ergebnisse brachte.

Als Störwirkungen (C_2) sind folgende Möglichkeiten zu berücksichtigen:

In erster Linie ist an ein *Repositionshindernis* zu denken, etwa interponierte Sehne oder eingeschlagenes Periost. Wenn bei einer metaphysären Fraktur oder Distraktionsfraktur das

Tabelle 4. Schematische Darstellung einer Entscheidungsmatrix für die pathophysiologische Dimension der Indikation

Diagnose	Pathophysiologie	Therapie
Topographie	Biologie	Kraftträger
A_1 Gelenk	C_1 Störwirkung vorhanden	F_1 Distanzhalter
A_2 Metaphyse	C_2 Störwirkung möglich	F_2 Druckosteosynthese
A_3 Diaphyse	C_3 Störwirkung unwahr- scheinlich	F_3 Zuggurtung
Ätiopathogenese	Stabilität	Schienung
B_1 Defekt	D_1 Deformation	G_1 dynamisch
B_2 Mehrfragment	D_2 Implantat-Rigidität	G_2 statisch
B_3 Zweifragment	D_3 Reibungshaftung	
	Vascularität	
	E_1 Schädigungsmuster	
	E_2 Kompensation	
	E_3 Revascularisierung	

eine Fragment so klein ist, daß kein Hebelarm für die Reposition existiert, besteht ebenfalls eine biomechanische Störwirkung.

Weiterhin muß ein *Retentionshindernis* erwogen werden, etwa wenn die Fragmentflächen schräg zur Längsachse der unteren Extremität verlaufen, so daß Scherkräfte bei Belastung entstehen können und die Fraktur abrutscht. An der unteren Extremität sollte die Operation immer dann in Erwägung gezogen werden, wenn die Abstützfläche und damit die Fragmentfläche größer als der Knochenquerschnitt ist. An der oberen Extremität ist umgekehrt die Querfraktur aufgrund der hier auftretenden rotatorischen Kraftkomponenten gefährdet bezüglich Instabilität. Aus dem Frakturverlauf, der eine Funktion der Frakturfläche ist, kann demnach auf die *biomechanische Konstellation* geschlossen und die Stabilisierbarkeit einer Fraktur mit konservativen Mitteln abgeschätzt werden.

Mehrfragmentfrakturen können bisweilen nicht exakt reponierbar sein oder zu Verkürzung neigen, auch dies ist als Störwirkung anzusehen. Stellt sich heraus, daß die ursprüngliche Prognose der fehlenden Störwirkung falsch war (sekundäre Fehlstellung etc.), dann muß frühzeitig, d.h. innerhalb der ersten 8–14 Tage nach der Verletzung die Indikation geändert werden zu einem operativen Regime, da andernfalls die funktionellen Ergebnisse deutlich schlechter werden (Hendrich, Kuner, Hoh 1980). Bei verzögerter Bruchheilung unter konservativer Behandlung, d.h. ausbleibender Callusbildung, oder der Notwendigkeit mehrmaliger Reposition, sollte die Operationsindikation in den ersten vier Wochen der Behandlung gestellt werden (Rehn, Labitzke 1973).

Als weitere Störwirkung muß die Auswirkung des Operationstraumas bedacht werden. Implantate beeinträchtigen die Vascularität in mehr oder minder starkem Ausmaß. So ist z.B. eine Nagelung bei schwerem Weichteilschaden nicht angezeigt. Hier hat der Fixateur externe seine Indikation. Geschlossene Frakturen, bei denen eine avasculäre Fragmentnekrose zu befürchten ist, können bei Fehlen sonstiger Störwirkungen (z.B. mangelnde Stabilisierbarkeit im Gips) konservativ behandelt werden (Tscherne, Schmit-Neuerburg 1974). Offene Frakturen zeigen dagegen erwartungsgemäß unter konservativer Behandlung aufgrund der verbleibenden Instabilität schlechtere Ergebnisse als bei operativer Behandlung (Schink 1968; Schweiberer 1977). Nicht nur der Knochenbruch mit der eventuellen Fragmentnekrose durch *Avascularität* und dadurch bedingte Heilungsstörung bedarf der Beachtung, sondern ebenso die Weichteile (E_2, E_3).

Ein großer Teil der gutachterlich erhobenen Spätschäden beruht auf *Weichteilschäden* und Gelenkveränderungen (Rehn, Labitzke 1973), die durch Immobilisation entstehen und pathophysiologisch aus der fibrösen Organisation von traumatischen Ödemen, Schrumpfung von Bandstrukturen und fibrösen Verlötungen von Gleitgeweben, kurz: aus dem Fehlen des funktionellen Reizes in der posttraumatischen Reparationsphase resultieren.

Auch die aus den obigen Experimentalbefunden erklärbare und klinisch signifikant nachgewiesene *Abhängigkeit der Regenerationsfähigkeit vom Alter* (Jünnemann, Moschinski, Klaus 1977) bedarf der Berücksichtigung, da die Konsolidierungszeit bei konservativen Behandlungsformen für ältere Menschen gegenüber der Altersgruppe unter 30 Jahren verlängert scheint. Allerdings ergibt die Untersuchung der Konsolidierungszeit unter Osteosynthese summarisch gesehen keinen wesentlichen Vorteil gegenüber konservativer Behandlung. Vor allem aber die Vermeidung von Bettlägerigkeit und die Möglichkeit zur Frühmobilisation wird beim alten Menschen die Indikation zugunsten der Osteosynthese ausfallen lassen bei Frakturen der unteren Extremität. Insgesamt ergibt die Untersuchung der Heilung konservativ behandelter Unterschenkelbrüche durch die genannten Autoren eine kürzere Konsolidierungszeit von Querbrüchen gegenüber Schräg- und Torsionsbrüchen, von geschlossenen Frakturen gegenüber offenen, von gutstehenden Brüchen gegenüber Fehlstellungen, von isolierten Tibiafrakturen gegenüber kompletten Unterschenkelbrüchen und von nichtextendierten Frakturen gegenüber mit Extension behandelten.

Konservative Behandlung erscheint dann angezeigt, wenn in den angegebenen drei Rastern der Index 3 zutrifft (beispielsweise diaphysäre Zweifragmentfraktur ohne Störwirkung) bzw. auch, wenn C_1 oder C_2 nicht zutreffen, für A_2 und B_2.

Grundsätzlich erscheint es sinnvoll, zu Beginn der indikatorischen Überlegung davon auszugehen, die Fraktur konservativ zu behandeln, da diese Verfahren praktikabler sind als die hochkomplizierten operativen Methoden. In einem schrittweisen Vorgehen, wie oben geschildert, können dann Störwirkungen (C_1 und C_2) prognostisch ausgeschlossen werden. Erscheint dieser Ausschluß fraglich, so ist die Indikation zur Operation gegeben. Die häufigsten Störwirkungen bestehen für die konservative Behandlung in Instabilität, Repositionshindernissen, Fehlstellungen und Immobilisationsschäden. Bei Kindern können Wachstumsstörungen auftreten, weshalb hier im größten Teil der auftretenden Frakturen die konservative Behandlung angezeigt ist (Klapp 1978).

4.1.2 Entscheidung zwischen den Grundprinzipien operativer Frakturenbehandlung

Hat man sich aufgrund der Frakturformen (A, B) und der damit verbundenen pathophysiologischen Konstellation (C_1, C_2) zur Operation entschlossen, stellt sich die Frage nach dem operativen Verfahren.

Mit der modernen Osteosynthesetechnik (Müller, Allgöwer, Schneider, Willenegger 1977) gelingt es, die Böhlerschen Prinzipien (L. Böhler 1941) der Frakturenbehandlung in die Tat umzusetzen: rasche Wiederherstellung der Funktion der verletzten Extremität durch exakte Reposition, stabile Retention, Erhaltung der Blutzirkulation und frühzeitige, schmerzfreie Mobilisierung.

Die verschiedenen biomechanischen und biologischen Wirkungsweisen der beiden Grundprinzipien der Osteosynthese verlangen auch hier eine Differenzierung, die in der oben gegebenen Entscheidungsmatrix durch die Kriterien Stabilität (D) und Vascularität (E) dargestellt ist.

Ausgehend von der biomechanischen Konstellation, die durch die Frakturformen (A_1, A_2, B_1, B_2) vorgegeben ist, wird man sich wie folgt entscheiden: Ist interfragmentäre Kompression nicht möglich, so wird man einen möglichst rigiden Kraftträger (D_2) auf Distanz verwenden (F_1, G_2). Ist sie möglich, so hat man zwischen dynamischer und statischer Kompression (D_3) zu entscheiden, wobei generell der dynamischen (D_1) Kompression der Vorrang zu geben ist, wenn eine *ausreichende Abstützfläche* vorhanden ist. Dynamische Kompression in reiner Form wird mit der Schienung erreicht (G_1). In allen anderen Fällen kommt die statische Kompression zur Anwendung, insbesondere bei Mehrfragmentbrüchen, wo die interfragmentäre Kompression durch Schrauben erreicht und durch Platten abgesichert wird (F_2).

4.1.3 Entscheidung zwischen den Osteosyntheseformen

Hier ist festzustellen, daß die Plattenosteosynthese das topographisch am universalsten verwendbare Osteosynthesemittel ist, gefolgt vom Fixateur externe und schließlich dem Nagel, wenn man einmal von der reinen Verschraubung oder Drahtverwendung in ihren verschiedenen Formen absieht, da letztere an den langen Röhrenknochen nicht genügend Stabilität ergeben.

Die Plattenosteosynthese bietet aber häufig im Bereich der unteren Extremitäten nicht genügend Stabilität, sei es initial durch zu hohen Krafteingang (z.B. am Oberschenkel) oder sekundär durch biologisch bedingte Schwächung (stress-protection) des plattenabhängigen Knochenabschnitts. An der oberen Extremität stellt sie das Mittel der Wahl dar.

Für die untere Extremität kann die Entscheidung so getroffen werden, daß man sich zunächst für die Schienung entscheidet (G_1, G_2), da sie die höchste Beanspruchbarkeit auf Biegung gewährleistet. Die Torsionsinstabilität kann durch Verriegelung (G_2) beseitigt werden, wobei aber festzuhalten ist, daß dynamische Verriegelung (G_1) keine Verminderung der Rotationsinstabilität erbringt, dafür aber die Arbeitslänge des Nagels virtuell vergrößert, so daß auch noch Frakturen außerhalb der Schaftmitte mit dieser Methode versorgt werden können. Die statische Verriegelung (G_2) dagegen bewirkt keine dynamische Kompression, hier ist die Gefahr des Sperrmechanismus gegeben. Jedoch kann sie besonders bei großen Defekten am Oberschenkel verwendet werden, wo Fixateur und Platte in ihrer stabilisierenden Wirkung unsicher sind. Ergibt die indikatorische Überlegung, daß die pathophysiologischen Voraussetzungen für die Nagelung nicht gegeben sind, so sollte prinzipiell die Osteosynthese verwendet werden, die dynamische Kompression der Frakturflächen gewährleistet, etwa in Form der auf der Zuggurtungsseite angebrachten Kompressionsplatte (F_3). Falls dies nicht möglich ist, muß statische Kompression ausgeübt werden. Im Allgemeinen sollten Plattenosteosynthesen ohne interfragmentäre Kompression nicht montiert werden, Ausnahme hiervon ist die Verwendung der Platte als Distanzhalter bei Defekt- bzw. Trümmerfrakturen; bei der Abstützung z.B. am Tibiakopf oder der Neutralisation z.B. bei der distalen Fibulafraktur werden zur Kompression gesondert Schrauben angebracht, so daß auch hier die Platte selbst für die interfragmentäre Kompression von untergeordneter

Bedeutung ist. Die Winkelplattenosteosynthese ist entweder Schienung (proximales Femur) oder Kompressionsosteosynthese (distales Femur).

Ketten- und Mehrfachfrakturen werden besser operativ versorgt (Muhr, Tscherne, Stockhusen 1974), wobei für jede Fraktur einzeln nach obiger Entscheidungsmatrix verfahren werden kann.

Der Fixateur externe ist für Problemfälle mit Weichteilschäden vorbehalten, bei denen aufgrund der pathophysiologischen Konstellation andere Verfahren nicht verwendet werden können. Er stellt somit keine Konkurrenz, sondern eine Erweiterung der Indikation dar (Hierholzer, Kleining, Hörster 1977; Müller, Müller-Färber 1978).

An der Tibia überschneiden sich nach Auffassung in der Literatur (Rehn, Labitzke 1973) die Indikationsgebiete von Platte, Nagel und — so muß man heute hinzufügen — von Fixateur externe. Jedoch läßt sich nach der obigen Entscheidungsmatrix auch hier ein der pathophysiologischen Situation angepaßtes Procedere erreichen: Die obigen Untersuchungen zeigen die erheblich devascularisierende Wirkung der Marknagelung, die *ohne* Aufbohrung — dies ist ja die Ursache der Devascularisierung — instabil ist und deshalb keine Osteosynthesemethode im strengen Sinn darstellt. Die Nagelung ohne Aufbohrung ist in ihrer Wirkung nicht steuerbar und findet deshalb in den vorliegenden Erwägungen ebensowenig Berücksichtigung wie die Verfahren der Markdrahtung, etwa die aufgegebene Rush-pin-Stiftung (Trojan 1972), oder die Cerclierung bei gleichzeitiger Gipsbehandlung.

Die Störwirkung (E_1) der Marknagelung (G) wird bei Stabilität, das bedeutet hier Frühmobilisation und postoperative Teilbelastung, überspielt: 1. von dem Kompensationsmechanismus der metaphyseo-medullären Stromumkehr (E_2), die die Gefäße zur zentrifugalen Revascularisierung bereitstellt, und 2. von der periostalen Callusbildung. Im Adolescentenalter ist zudem die Revascularisierungsstrecke strukturabhängig verkürzt. Daraus folgt, daß die Nagelung nur dann möglich ist, wenn keine traumatische Beeinträchtigung des epiphyseo-metaphysären Gefäßnetzes vorliegt sowie keine schwere periostalparossale Weichteilschädigung und kein zu hohes Alter. Scheidet die Nagelung aus pathophysiologischen Gründen aus, so kann sie durch die weniger vascularisationsbehindernde Plattenosteosynthese (F_2) ersetzt werden. Ist auch dies aufgrund der Weichteilverhältnisse nicht möglich, so tritt der Fixateur externe (F_1) in sein Recht, mit dem aufgrund seiner Konstruktion entweder Distanz erhalten oder Kompression ausgeübt werden kann.

Ergänzend zu erwähnen sind Verfahren wie die Federnagelung, die für die metaphysären Regionen keine relevant devascularisierende Wirkung erwarten lassen, vorausgesetzt die Nägel sind elastisch verklemmt und damit weitgehend stabil.

Auf eine Formel verengt könnten die pathophysiologischen Überlegungen bei gegebener Operationsindikation wie folgt zusammengefaßt werden:

Die Marknagelung kann vorgenommen werden, ausgenommen

— bei fehlender Mobilisationsmöglichkeit (Gehunfähigkeit aus frakturunabhängigen Gründen, Polytrauma)

— bei fehlender Arbeitslänge (keine elastische Verklemmung in den unregelmäßig geformten Markhöhlen der oberen Extremität, metaphysäre Frakturen)

— bei hohem Alter (weite Revascularisierungsstrecke)

— bei drittgradigem Weichteiltrauma und offenen Frakturen (periostal-parossale Schädigung).

Außerdem ist aus den vorliegenden experimentellen Befunden zu schließen, daß die offene Nagelung risikoreicher ist als die gedeckte, die primäre Operation ist risikoreicher als die verzögerte (Willenegger 1975). Als Gegenbeweis können retrospektive klinische Studien aus wissenschaftlich-methodischen Gründen nicht herangezogen werden, prospektive Studien, welche hier allein eine Entscheidung treffen könnten, sind im Schrifttum nicht aufzufinden, so daß den Ergebnissen der tierexperimentellen Untersuchungen höhere Signifikanz zukommt. Die vorliegende Untersuchung zeigt in ihren Schlußfolgerungen, daß sich die drei Osteosyntheseverfahren in pathophysiologischer Hinsicht ergänzen. Der Literaturvergleich von Verplattung und Nagelung ergibt keine direkte Überlegenheit des einen oder anderen Verfahrens (Jensen, Johansen, Mørch 1977; Ecke, Neubert, Neeb 1980). Offenbar war in diesen Fällen die Indikationsstellung korrekt. Andere Untersuchungen dagegen zeigen günstigere Ergebnisse unter Plattenosteosynthese (Schweiberer, Klapp, Chevalier 1975). Die Incidenz der Infektionen bei Marknagelung scheint höher als bei Plattenosteosynthese (Schweiberer, Lindemann 1973; Kuner, Terbrüggen, Baumann 1977). Dem widersprechen wiederum die Behandlungsergebnisse der Kollektive, wo offenbar unter strengster Indikation genagelt wurde (Reich 1948; Riedeberger 1973; Friedebold 1974; Kuner, Schweikert, Weller, Ullrich, Kirschner, Knapp, Kurock 1976; Mittelmeier, Nizard, Temme 1977; Tscherne, Trentz 1977; Bronz 1978; Höjer, Gillquist, Liljedahl 1978). Die Ergebnisse bei Plattenosteosynthese sprechen ebenfalls für die Methode (Allgöwer, Ehrsam, Ganz, Matter, Perren 1969; Schweiberer, Klapp, Chevalier 1975; Allgöwer, Kinzl, Matter, Perren, Rüedi 1978; Lücher, Rüedi, Allgöwer 1978). Schließlich müssen die Ergebnisse der Osteosyntheseverfahren insgesamt in dieser Diskussion erwähnt werden, wobei Komplikationsraten von 21,3% bei 239 operativ versorgten Frakturen aus 72 Krankenhäusern angegeben werden (Ewerwahn, v.d. Damerau 1971). Dem heutigen Standard wohl eher entsprechen dürfte die Infektrate von 3,1% bei geschlossenen Frakturen von 12 Kliniken (Schmelzeisen et al. 1979). Literaturübersichten bleiben kontrovers, die pathologischen Überlegungen weisen jedem Verfahren seinen Platz zu, so daß eigentlich nur noch die Forderung nach einer prospektiven Studie bleibt, die aber im Hinblick auf die Möglichkeit einer pathophysiologisch differenzierten Indikationsstellung aus ethischen Gründen problematisch erscheinen mag.

Auch der Operationszeitpunkt steht in der Diskussion. Von der Pathophysiologie her scheint der günstigste Zeitpunkt in die ersten Stunden nach dem Trauma zu fallen, außerhalb der 6-Stunden-Grenze kann dann erst nach Rückgang des Wundödems innerhalb der ersten drei bis acht Tage operiert werden (Schweiberer 1975). Die Gefahr des hospitalismusbedingten Infektes, insbesondere bei in der Nähe des Operationszuganges liegenden oberflächlichen Hautverletzungen, ist bei aufgeschobenem Operationszeitpunkt nicht zu unterschätzen (Rehn 1973).

Ergänzend sei noch vermerkt, daß Begleitverletzungen, Kettenfrakturen (Jungbluth 1977) und Bandverletzungen des Kniegelenkes die Marknagelung technisch unmöglich machen bzw. nicht angezeigt erscheinen lassen können. Tumormetastasen können bei drohender Spontanfraktur eine Indikation zur Osteosynthese sein, in diesen Fällen wird man wegen der Stabilität die Marknagelung anstreben (Weller 1977).

Selbstverständlich wird die Indikationsstellung nicht nur von den bisher geschilderten mehr oder weniger lokalen Verhältnissen abhängen, es werden vielmehr ebenso *allgemeine Faktoren* (C_2) wie Störung der Vitalfunktionen, Allgemeinerkrankungen, Kooperationsfähigkeit des Patienten und soziale Situation Berücksichtigung finden.

4.1.4 Methodenwechsel

Der unter Indikationswechsel subsummierte Wechsel der Osteosynthesemethode bei Auftreten von Komplikationen wie Infektion, Instabilität, verzögerte Heilung oder Fragmentnekrose vollzieht sich nach den oben gegebenen Kriterien der Stabilität und Vascularität (Schweiberer, Bös, Poeplau 1974), wobei die biologische Störwirkungsmöglichkeit der Implantate besonders sogfältig abzuwägen ist gegen ihre biomechanische Wirksamkeit. Indikationswechsel besteht in einer Revision der primären Entscheidung und hat jetzt vor allem die Weichteilsituation sehr genau zur prüfen (Probst 1973). Ein Methodenwechsel sollte dann sofort vorgenommen werden, wenn das eingebrachte Osteosynthesematerial keine Stabilität mehr gewährleistet. Feinste Indikatoren hierfür sind Überwärmung und Schmerz. Bei septischen Verhältnissen ist die aufsteigende Reihenfolge der biologischen Wertigkeit für den Implantatwechsel aufgrund der obigen pathophysiologischen Erörterungen wie folgt: Nagel $<$ Platte $<$ Fixateur externe. Nach Literaturangaben ist am Femur die Platte dem Fixateur externe vorzuziehen (Müller 1979). Dies sollte allerdings von der Floridität des Infekts abhängig gemacht werden, bei der akuten Infektion erscheint der Fixateur externe als das schonendere Verfahren. Auf keinen Fall sollte im Infekt aufgebohrt und genagelt werden, da die biologische Störwirkung in diesem Falle nicht kalkulierbar ist. Lag schon ein Fixateur externe, so ist die Stabilisierung durch verbesserte Montage zu erbringen. Bei aspetischen Verhältnissen ist die Wertigkeit umgekehrt: Fixateur $<$ Platte $<$ Nagel, wobei beispielsweise bei einer aseptischen vitalen Pseudarthrose des mittleren Tibiaschaftes die Nagelung der Platte vorgezogen würde, was heißen soll, daß in aufsteigender Wertigkeit das mittlere Glied der Kette bei Vorliegen der entsprechenden pathophysiologischen Voraussetzung übersprungen werden kann. Beim Umsteigen von konservativer auf operative Behandlung gilt der entsprechende *therapeutische Index:* optimale Stabilisierung/minimale Störwirkung.

Das Risiko der Nagelung liegt in der Revascularisierung, ihr Vorteil in der Belastungsstabilität. Das Risiko der Platte ist in der biomechanischen Störanfälligkeit zu finden, ihr Vorteil liegt in der topographischen nahezu uneingeschränkten Verwendbarkeit und der geringen Beeinträchtigung des Gefäßsystems. Nach diesen Gesichtspunkten kann die jeweilige Methode als Dosis minima efficax gegen die Dosis maxima tolerata im Sinne eines Kompromisses zwischen Implantatwirkung und implantatbedingtem Störeffekt gewählt werden. Je nach pathophysiologischer Konstellation wird man das Gewicht mehr in den Zähler oder Nenner dieses therapeutischen Index legen. Dies ist mit den zur Verfügung stehenden modernen Osteosyntheseverfahren durchführbar. Unter schwierigen Weichteilverhältnissen wird der Fixateur externe aufgrund seiner wandelbaren Montageform und geringen biologischen Störwirkung zu berücksichtigen sein.

4.2 Indikation in der pragmatischen Dimension

„Mißerfolge in der Chirurgie beruhen in erster Linie auf allgemeinen und technischen Indikationsfehlern" (Tscherne 1971). Bei 218 seit 1975 den Schlichtungsstellen der Ärztekammern bekannt gewordenen chirurgischen Behandlungsfehlern führt die Unfallchirurgie die chirurgischen Disziplinen mit 33% deutlich an (Carstensen 1980). Lorenz Böhler (1968) hat die zugrunde liegende Problematik mit dem Stichwort „die wahre Ursache der Pseudarthrosen" pointiert so angesprochen: „Nur über die häufigste, wichtigste und allen mit freiem Auge sichtbare Ursache (der Pseudarthrosen) ist heute nicht gesprochen worden. Es ist die Unselbständigkeit der Unfallchirurgie und der Mangel an Unterricht und Organisation." Diese Feststellungen zeigen die Bedeutung der pragmatischen Dimension der Indikation.

Die Anwendung der komplizierten Osteosynthesetechnik ist auf eine intakte Organisation angewiesen. Dazu bedarf es 1. personeller, 2. materieller und 3. finanzieller Voraussetzungen.

1. Personelle Infrastruktur. Ärztliches, pflegerisches und technisches Personal muß bei Anwendung dieser Technik einen hohen Ausbildungsstand aufweisen, der vor allem den Entwicklungen der Technik angepaßt werden muß, wofür die organisatorischen Voraussetzungen in Gestalt von Fortbildungszeiten geschaffen werden müssen. Besonders auf dem ärztlichen Sektor ist eine solide Ausbildung und Weiterbildung erforderlich, die nur auf allgemeinchirurgischer Grundlage erfolgen kann (Willenegger 1980); denn Unfallchirurgie ist keine Organmedizin, sondern behandelt den Patienten in seiner Gesamtmorbidität. So sind beispielsweise Kenntnisse der physikalischen Medizin vonnöten, da die Osteosynthese nur im Verein mit der physikalischen Nach- und funktionellen Übungsbehandlung zu annehmbaren Ergebnissen führt. Zur Weiterbildung ist neben einer entsprechenden Bibliothek die Möglichkeit zu Übungen am Modell in einem Osteolabor erforderlich. Hier können komplexe Eingriffe geplant und antizipiert werden (Müller 1979). „Erst wenn die gesamte Problematik erkannt ist, wird sich der orthopädische Chirurg an den Patienten wagen" (Müller 1979). Der Besuch von Operationskursen und Instruktionskursen der Arbeitsgemeinschaft für Osteosynthesefragen (Willenegger 1980) ist hilfreich. Die Gefahren der Osteosynthese (Schneider 1971) können nur durch ständiges pathophysiologisches Training erkannt und vermieden werden. Übung und Erfahrung mit der Anwendung der Technik verhalten sich umgekehrt proportional zur Komplikationsrate (Schweiberer, Lindemann 1973). Deshalb bekommt die theoretische Fortbildung, praktische Übung und Planung *vor* Durchführung der Operation am Menschen einen überragenden Stellenwert.

Da Osteosynthesepraxis eine wissenschaftlich begründete Methodologie darstellt, bedarf sie der Kontrolle. Wie hoch der Standard des Behandlungsregimes ist, kann aus dem Feedback der funktionellen Wiederherstellung des Patienten durch lückenlose Nachkontrollen erarbeitet werden. Hierzu ist eine vollständige Dokumentation, Archivierung und Aufarbeitung der Patientendaten erforderlich, was bei der heutigen Datenflut an größeren Zentren nur noch mit entsprechender elektronischer Einrichtung und Datenverarbeitung rationell bewältigt werden kann. Die ambulante Nachkontrolle, am besten durch den Operateur selbst, kann dann schon im Frühstadium Komplikationen aufdecken und behandeln, wobei Parameter wie Wundheilung, Schmerz, pathologische Weichteilschädigungen und Belastungsfähigkeit berücksichtigt werden. Außerdem kann und muß die funktionelle Nachbehandlung überwacht werden. Ein pathophysiologisch orientiertes Behandlungsverfahren schließt logischerweise die Qualitätskontrolle ein.

Osteosynthesetechnik ist personalintensiv. Es müssen in ausreichender Zahl Funktionsstellen geschaffen sein, jeder personelle Ausfall muß durch Vertretung oder Neubesetzung der Stelle kompensierbar sein. Eine Organisation ist immer nur so stark, wie das schwächste Glied in der Kette, deshalb müssen überfordernde Stress-Situationen von verantwortlicher Stelle aufgesucht, erkannt und beseitigt werden. Eines der wichtigsten Organisationsmerkmale ist die informelle Struktur: Der Informationsfluß innerhalb der Hierarchie und zwischen den Funktionseinheiten muß regelmäßig überprüft und in Stand gehalten werden.

Deshalb haben institutionalisierte Konferenzen, in denen die jeweiligen Sachbezüge möglichst von der Gesamtzahl des betroffenen Personals besprochen werden, größte Bedeutung.

Für einen zeitlich unbegrenzten Notfalldienst ist zu sorgen. Organisationspläne für den Katastrophenfall sind zu erstellen, da sich hierbei die Indikationskriterien grundlegend ändern. In solchen Fällen wird sich die Behandlung auf eine extern stabilisierende Erstversorgung beschränken.

2. Materielle Ausstattung. Zur Diagnostik muß eine komplette Röntgeneinrichtung vorhanden sein. Computertomographie und Sonographie erhalten zunehmend diagnostischen Wert.

Die Operationseinrichtung kann nur funktionieren, wenn Asepsis garantiert ist. Entsprechende räumliche Trennungen und Dezentralisierung sind erforderlich. Das Instrumentarium muß komplett und mit entsprechendem Ersatz vorhanden sein. Ein komplettes Sortiment intakter Implantate ist vorrätig zu halten.

3. Finanzielle Gesichtspunkte. Die Osteosynthesetechnik und die erforderliche Infrastruktur sind teuer. Dennoch besteht der Bedarf, da nach Lorenz Böhler ca. 11% aller Frakturen operiert werden müssen (Willenegger 1972). Berechnungen der Versicherungsträger ergaben, daß mit der Einführung der Osteosynthesetechnik die Rentenleistungen für die einzelnen Verletzungsmuster gesenkt werden konnten (Allgöwer, Perren 1980), auch die Verkürzung der Krankenhausliegezeiten aufgrund der Osteosynthesemethodik weist auf einen Kostenspareffekt hin.

Die oben gegebene pathophysiologische Entscheidungsmatrix muß bei Anwendung um die hier dargestellten pragmatischen Erfordernisse erweitert werden. Dies kann jedoch nur im Einzelfall vor Ort geschehen.

4.3 Indikation in der ethischen Dimension

Die mit dieser Dimension angesprochenen Zusammenhänge gehen über den Rahmen der vorliegenden Untersuchung hinaus, da philosophische Methodologie anders gelagert ist als naturwissenschaftliche. Wenn auch keine methodische Grenzüberschreitung beabsichtigt ist, aus Gründen der Kompetenz, so wird diese Thematik hier doch angerissen, weil Indikation als wesentlicher Bestandteil ärztlicher Behandlungspraxis den Patienten in seiner Gesamtsituation betrifft, so daß auch ethische Gesichtspunkte als Konstituens des Humanen angesprochen werden müssen.

Nicht nur die wissenschaftlichen Kategorien der Voraussagbarkeit, Überprüfbarkeit und Praktikabilität bestimmen das ärztliche Handeln, sondern auch Unwägbarkeiten wie Gewissenhaftigkeit, Hinwendung zum Patienten und Anpassungsfähigkeit. Willenegger (1972) hat dies wie folgt formuliert: „Was beinhaltet eine *gute Indikationsstellung?*
1. Das von der eigenen Person losgelöste Bestreben, dem Verunfallten ein bestmögliches funktionelles Endresultat zu bieten.
2. Vorurteilslosigkeit in der Wahl der zweckmäßigsten Behandlungsmethode für jeden Einzelfall.
3. Kritische Selbsteinschätzung.
4. Überblick über alle Behandlungsverfahren, um in der Indikationsstellung frei zu sein.

Der zweite Schritt ist dann die *Durchführung,* und dazu müssen die betreffenden Verfahren beherrscht werden."

Eingebunden in die ethische Vorgabe des nil nocere oder neminem laede wird sich Indikation als Entscheidungsprozeß an pathophysiologische und pragmatische Kriterien halten und dabei die von Bandi (1979) formulierten Fragen beantworten:

"1. Gewährleistet die vorgesehene Operation mit einem hinreichend hohen Sicherheitsgrad die angestrebte Heilung?

  2. Übertrifft sie die Leistungsfähigkeit der konservativen Behandlung in einem so hohen Maß, daß die Risiken möglicher, operativ ausgelöster Komplikationen in Kauf genommen werden dürfen?"

5. Zusammenfassung

Nach einer vorläufigen Indikationsdefinition, die auf die Notwendigkeit einer weiteren Begriffsexplikation hinweist, wird der pathophysiologische Kontext, in dem Indikation steht, zunächst in einem theoretischen Teil anhand von eigenen und von Ergebnissen aus dem Schrifttum dargestellt: Die moderne Theorie der Knochenregeneration wird anhand histomorphologischer und pathophysiologischer Daten umrissen, wobei Frakturheilung definiert wird. Nach Darstellung der technischen Konzeption und Wirkungsweise von Osteosynthesemitteln werden im experimentellen Teil die Wechselwirkungen zwischen Osteosyntheseverfahren und Frakturheilungsprozeß histomorphologisch, mikroangio- und radiographisch beschrieben. Leistungsfähigkeit und Grenzen der verwendeten Methodik werden erörtert. Aus biologischen und logischen Gründen erscheint es nicht sinnvoll, die vorliegende Fragestellung alleine aus klinischem Blickwinkel zu beantworten, da dieser − wie an Literaturergebnissen dargestellt − ausgeprägte Kontroversen aufweist. Deshalb wird die vorliegende Untersuchung methodisch auf theoretisch-experimenteller Grundlage vorgenommen.

Aufgrund der pathophysiologischen Daten aus dem theoretischen und experimentellen Teil wird unter Brücksichtigung klinischer Ergebnisse des Schrifttums Indikation als Entscheidungsprozeß dargestellt, der neben der geschilderten pathophysiologischen Dimension auch eine pragmatische Dimension besitzt, in welche Kriterien wie Ausbildung, Weiterbildung, Fortbildung, personelle, materielle und organisatorische Infrastruktur fallen. Durch diese Aspekte wird Indikation in einen systemtheoretischen Rahmen gestellt, wobei versucht wird, durch Schematisierung in Form eines Entscheidungsrasters diesen komplexen Begriff für den klinischen Gebrauch handlicher zu machen. Als Ausblick wird unter methodischer Grenzüberschreitung die ethische Dimension des Indikationsbegriffes umschrieben.

6. Literaturverzeichnis

1 Akeson W H, Woo S L, Coutts R D, Matthews J V, Gonsalves M, Amiel D (1975) Quantitative histological evaluation of early fracture healing of cortical bones immobilized by stainless steel and composite plates. Calcif Tissue Int 19: 27–37

2 Allen W C, Piotrowski G, Bernstein A H, Frankel H V (1968) Biomechanical principles of intramedullary fixation. Clin Orthop 60: 13–20

3 Allgöwer M (1968) Funktionelle Anpassung des Knochens auf physiologische und unphysiologische Beanspruchung. Langenbecks Arch Chir 319: 383–391

4 Allgöwer M (1971) Weichteilprobleme und Infektionsrisiko der Osteosynthese. Langenbecks Arch Chir 329: 1127–1136

5 Allgöwer M (1978) Cinderella of surgery – fractures? Surg Clin North Am 58: 1071–1093

6 Allgöwer M, Ehrsam R, Ganz R, Matter P, Perren S M (1969) Clinical experience with a new compression plate „DCP". Acta Orthop scand (suppl) 125: 43

7 Allgöwer M, Kinzl L, Matter P, Perren S M, Rüedi T (1978) Die dynamische Kompressionsplatte. Springer, Berlin Heidelberg New York

8 Allgöwer M, Perren S M (1980) Operating of Tibia Shaft Fractures? Unfallheilkd 83: 214–218

9 Allgöwer M, Perren S M, Matter P (1970) A new plate for internal fixation – the dynamic compression plate (DCP) Injury 2: 40

10 Amprino R, Bairati A (1936) Processi di ricostruzione e di riassorbimento nella sostanza compatta delle ossa dell' uomo. Z Zellforsch 24: 439–511

11 Amprino R, Marotti G (1963) A topographic quantitative study of bone formation and reconstruction. Eur Bone and Tooth Symp 1: 21–33

12 Amprino R, Marotti G (1964) A topographic quantitative study of bone formation and reconstruction. In: Blackwood J J (ed) Bone and Tooth Symposium. Macmillan, New York, pp 21–33

13 Andersen L D, Gilmer W S, Tooms R E (1962) Experimental Fractures Treated with Loose and Tight Fitting Nails. Surg Forum 13: 455–457

14 Auerbach E (1957) Untersuchungen über die Variation der Knochenstruktur, dargestellt an der Tibia. Inaug Diss Med Fakultät Kiel

15 Axhausen G, Bergmann E (1937) Die Ernährungsunterbrechungen am Knochen. In: Lubarsch O, Henke P (Hrsg) Handbuch der speziellen pathologischen Anatomie und Histologie, Bd 9, 3. Teil, Knochen und Gelenke. Springer, Berlin

16 Bandi W (1980) Probleme der Indikationsstellung zur Osteosynthese von Oberarmschaftbrüchen. Zeitschr Unfallmed Berufskrankheiten 3: 141–146

17 Barron S E, Robb R A, Taylor W F, Kelly P J (1977) The effect of fixation with intramedullary rods and plates on fracture-site blood flow and bone remodelling in dogs. J Bone Jt Surg 59 A: 376–385

18 Bassett C A L (1962) Current concepts of bone formation. J Bone Joint Surg 44 A: 1217–1244

19 Bassett C A L (1966) Electro-mechanical factors regulating bone architecture. In: Fleisch H (Hrsg) 3. European Symposium on Calcified Tissue. Springer, Berlin Heidelberg New York

20 Bassett C A L (1968) Biologic significance of piezo-electricity. Calcif Tissue Int 1: 252–272

21 Bassett C A L (1971) Biophysical principles affecting bone structure. In: Bourne G H (ed) The biochemistry and physiology of bone, Vol. III. Academic Press, New York London

22 Beutel P, Küffner H, Schubö W (1980) SPSS 8, Statistik-Programm-System für die Sozialwissenschaften nach Nie N H, Hall C H (Hrsg), 3. Aufl. Fischer, Stuttgart New York

23 Biehl G (1974) Historische Entwicklung der Plattenosteosynthese. Med Orthop Techn 2: 43–46

24 Blencke B A (1975) Erfahrungen mit dem Leitz-Sägemikrotom. Leitz Mitt Wiss Techn IV (5): 189–200

25 Böhler L (1941) Die Technik der Knochenbruchbehandlung, 8. Aufl. Maudrich, Wien

26 Böhler L (1968) Die Verhütung der Pseudarthrose. Hefte Unfallheilkd 94. Springer, Berlin Heidelberg New York, S 77

27 Boltze W H (1976) Der Fixateur externe. AO-Bulletin, Herbst 1976

28 Branemark P (1961) Experimental investigation of microcirculation in bone marrow. Angiology 12: 293–306

29 Breitenfelder J, Rütt A (1976) Zur Problematik experimenteller Untersuchungen in der Orthopädie mit Rattenversuchstieren. Z Orthop 114: 263–265

30 Brookes M, Harrison R G (1957) The vascularization of the rabbit femur and tibiofibula. J Anat 91: 61–72

31 Brookes M, Richards D J, Singh M (1970) Vascular sequelae of experimental osteotomy. Angiology 21: 355–367

32 Bronz G (1978) Resultate der geschlossenen Marknagelung von Unterschenkelstückfrakturen (27 kontrollierte Fälle). Helv Chir Acta 45: 27–37

33 Burri C (1979) Posttraumatische Osteitis. Huber Verlag, Bern Stuttgart Wien

34 Burri C, Rüter A (1978) Stellungskorrekturen beim ossären Infekt. Unfallheilkd 81: 344–352

35 Carstensen G (1980) Vortrag Chirurgenkongreß München. Medica 10: 781

36 Carter D R, Hayes W C, Schurmann D J (1976) Fatigue life of compact bone. II. Effects of microstructure and density. J Biomech 9: 211–218

37 Chamay A (1972) Le rôle des forces compressives dans l'hypertrophie des os longs. In: Boitzy A (ed) Ostéogénèse et Compression. Huber, Bern

38 Chamay A, Tschantz P (1972) Mechanical influence in bone remodelling, experimental research on Wolff's law. J Biomech 5: 173–180

39 Clark E R, Clark E L (1939) Microscopic observations on the growth of blood capillaries in the living mammal. Am J Anat 64: 251

40 Cooper R R, Milgram J W, Robinson R A (1966) Morphology of the Osteon. J Bone Joint Surg 48 A: 1239–1271

41 Coutts R C, Weinberg E H, Harris W H (1972) The effect of compression and distraction on bone formation and resorption. J Bone Joint Surg 54 A: 1125

42 Currey J D (1960) Differences in the blood-supply of bone of different histological types. Quart J Microscop Sc 101: 351–370

43 Currey J D (1964) Metabolic starvation as a factor in bone reconstruction. Acta Anat (Basel) 59: 77–83

44 Dambe L T (1971) Revascularisation der Diaphyse langer Röhrenknochen nach Fraktur und Osteosynthese. Inaugur Diss Med Fakultät der Universität des Saarlandes, Homburg/Saar

45 David H A, Hartley H O, Pearson E S (1954) The distribution of the ratio, in a single normal sample, of range to standard deviation. Biometrics 41: 482–493

46 Demeter G, Mátyás J (1928) Mikroskopisch vergleichend-anatomische Studien am Röhrenknochen mit besonderer Rücksicht auf die Unterscheidung menschlicher und tierischer Knochen. Z Anat Entwickl Gesch 87: 45–99

47 Diehl K (1974) Biomechanische Berechnungen und Untersuchungen zur Notwendigkeit der Hohlbiegung bei der Plattenosteosynthese. Arch Orthop Unfallchir 80: 247–256

48 Diehl K (1974) Festigkeitsberechnungen von Druckplattenosteosynthesen im Schaftbereich menschlicher Röhrenknochen. Arch Orthop Unfallchir 80: 127–141

49 Diehl K (1975) Festigkeitsuntersuchungen von Unterschenkelosteosynthesen. Arch Orthop Unfallchir 82: 205–216

50 Diehl K (1976) Stabilität und Beanspruchung von Osteosynthesen des Ober- und Unterschenkels bei der Frühmobilisation. Unfallheilkd 79: 81–89

51 Diehl K, Hanser G (1975) Biomechanische Untersuchungen zur Marknagelung nach Küntscher. Med Orthop Tech 95: 117–120

52 Diehl K, Mittelmeier H (1974) Biomechanische Untersuchungen zur Erklärung der Spongiosierung bei Plattenosteosynthese. Z Orthp 112: 235–243

53 Ecke H, Neubert Chr, Neeb W (1980) Analyse der Behandlungsergebnisse von 1127 Patienten mit Oberschenkelfrakturen aus der Bundesrepublik und der Schweiz. Unfallchir 6: 38–43

54 Eger W, Kämmerer H, Fuchs G (1964) Beiträge zum Verhalten von Knochentransplantaten, untersucht am Dünnschliff nach Tetracyclinmarkierung. Langenbecks Arch Chir 307: 338

55 Eitel F (1971) Experimentelle Pseudarthrosen beim Hund – Ein Modell zur klinischen Prüfung von Knochentransplantaten. Inaug Diss Med Fakultät der Universität des Saarlandes, Homburg/Saar

56 Eitel F, Dambe L T (1972) Instabilität und Vascularisation langer Röhrenknochen im Experiment. Langenbecks Arch Chir Suppl Chir Forum, S 27–30

57 Eitel F, Dambe L T, Klapp F, Müller I, Schweiberer L (1974) Experimentelle Pseudarthrosen und Revascularisierung instabiler Diaphysen. Akt Traumatol 4: 175–190

58 Eitel F, Klapp F, Dambe L T, Schweiberer L (1976) Revascularisierung hypertrophischer Pseudarthrosen nach Druckplattenosteosynthese. Langenbecks Arch Chir Suppl Chir Forum, S 299–302

59 Eitel F, Klapp F, Jacobson W, Schweiberer L (1981) Bone regeneration in animals and in man, a contribution to understanding the relative value of animal experiments to human pathophysiology. Arch Orthop Traumat Surg (im Druck)

60 Eitel F, Schenk R K, Schweiberer L (1980) Corticale Revitalisierung nach Marknagelung an der Hundetibia. Unfallheilkd 83: 202–207

61 Eitel F, Schweiberer L (Im Druck) Störungen der Mikrozirkulation in Frakturzonen als Basis der Knocheninfektion. Vortrag 16. Tagung der österreichischen Gesellschaft für Unfallchirurgie Salzburg, 3.10.1980, Hefte Unfallheilkd. Springer, Berlin Heidelberg New York

62 Eitel F, Schweiberer L, Saur K, Dambe L T, Klapp F (1980) Theoretische Grundlagen der Knochentransplantation: Osteogenese und Revascularisation als Leistung des Wirtslagers. In: Hierholzer G, Zilch H (Hrsg) Transplantatlager und Implantatlager bei verschiedenen Operationsverfahren. Springer, Berlin Heidelberg New York

63 Eitel F, Seiler H, Schweiberer L (1981) Vergleichende morphologische Untersuchungen zur Übertragbarkeit tierexperimenteller Ergebnisse auf den Regenerationsprozeß des menschlichen Röhrenknochens. Unfallheilkd 84: 250–264

64 Enlow D H (1963) Principles of Bone Remodelling. C C Thomas, Springfield Ill

65 Epker N B, Frost H M (1965) A histological study of remodelling at the periostal, haversian canal, cortical endosteal and trabecular surfaces. Anat Rec 152: 129–136

66 Epker B N, Frost H M (1965) Correlation of patterns of bone resorption and formation with physical behaviour of loaded bone. J dent Res 44: 33–42

67 Ertelt W (1955) Untersuchungen über Körpergröße und Knochenstruktur bei Säugetieren. Zool Jb Abt Anat 74: 588–638

68 Ewerwahn W J, Damerau V v d (1971) Eine Beweisführung über Gefahren und Mißerfolge der Osteosynthese. Langenbecks Arch Chir 329: 1168

69 Falkenberg J (1961) An experimental study of the rate of fracture healing. Acta Orthop Scand (Suppl) 50

70 Freitag V, Stetter W (1973) Röntgenröhre für die Kontaktmikroradiographie verkalkter biologischer Objekte. Röntgenbl 26: 289–295

71 Friedebold G (1974) Podiumsgespräch zum Thema Unterschenkelfrakturen. 37. Jahrestagung Deutsche Gesellschaft für Unfallheilkunde, Versicherungs- und Versorgungsmedizin. Hefte Unfallheilkd 117. Springer, Berlin Heidelberg New York, S 159–162

72 Friedenberg Z B, French G (1952) The effects of known compression forces on fracture healing. Surg Gynec Obstet 94: 743–748

73 Frik W, Persch W F (1969) Der Einfluß des Kontrastmitteltyps auf das Arterienkaliber in der experimentellen Angiographie. Fortschr Röntgenstr 111: 620–629

74 Frost H M (1959) Staining of fresh undecalcified thin bone sections. Stain Technol 33: 135–146

75 Frost H M (1960) Micropetrosis. J Bone Joint Surg 42 A: 144

76 Frost H M (1963) Bone Remodelling Dynamics. C C Thomas, Springfield, Ill

77 Frost H M (1964) Mathematical Elements of Lamellar Bone Remodelling. C C Thomas, Springfield, Ill

78 Frost H M (1969) Tetracycline-based histological analysis of bone remodelling. Calcif Tissue Int 3: 211–237

79 Frost H M (1972) The Physiology of Cartilagineous, Fibrous and Bony Tissue. C C Thomas, Springfield, Ill

80 Frost H M (1973) Bone remodelling and its relationship to metabolic bone diseases. C C Thomas, Springfield, Ill

81 Frost H M (1966) Bone Dynamics in Osteoporosis and Osteomalacia. C C Thomas, Springfield, Ill

82 Ganz R, Brennwald J (1972) L'ostéosynthèse à compression du tibia du lapin. Etude de la revascularisation du canal medullaire et de la corticale sous fixation stable. In: Boitzy A (ed) Ostéogénèse et Compression. Huber, Bern Stuttgart Wien

83 Ganz R, Perren S M, Rüter A (1975) Mechanische Induktion der Knochenresorption. Fortschr. der Kiefer- und Gesichtschirurgie XIX: 45–48. Thieme, Stuttgart

84 Gördes W (1976) Messung zur Bestimmung der Spongiosierung unter Einfluß der Plattenosteosynthese. Z Orthop 114 (4): 729–732

85 Gördes W, Jäger M (1977) Die Problematik bei und nach Plattenfixation langer Röhrenknochen im Experiment und in tierexperimentellen Untersuchungen. Unfallheilkd 129: 41–45

86 Göthman L (1960) The arterial pattern of the rabbit's tibia after the application of an intramedullary nail. Acta Chir Scand 120: 211–219

87 Göthman L (1960) The normal arterial pattern of the rabbit tibia. A Microangiographic Study. Acta Chir Scand 120: 201–210

88 Göthman L (1961) Vascular reactions in experimental fractures. Acta Chir Scand Suppl 284

89 Göthman L (1962) Local arterial chances associated with diastasis in experimental fractures of the rabbit's tibia treated with intramedullary nailing. Acta Chir Scand 123: 104–110

90 Gorham L W, West W T (1964) Circulatory changes in osteolytic and osteoblastic reactions. An experimental study utilizing two malignant mouse tumours. Arch Pathol 78: 673–680

91 Gross W (1934) Die Typen des mikroskopischen Knochenumbaues bei fossilen Stegocephalen und Reptilien. Z Anat 103: 731–764

92 Gunst M A (1980) Interference with bone blood supply through plating of intact bone. In: Uhthoff H K (ed) Current Concepts of Internal Fixation of Fractures. Springer, Berlin Heidelberg New York

93 Gustilo R B, Nelson G E, Hamel A, Moe J H (1964) The effect of intramedullary nailing on the blood supply of the diaphysis of long bones in mature dogs. J Bone Joint Surg 46 A: 1362

94 Hanser U, Harms J, Mittelmeier H (1974) Spannungsoptische und holographische Untersuchungen zur Biomechanik der Plattenosteosynthese. Med Orthop Tech 2: 47–50

95 Harms J, van de Berg P A (1975) Die venöse Drainage des langen Röhrenknochens nach Aufbohrung und Marknagelung. Arch Orthop Unfallchir 82: 93–99

96 Harris W H, Haywood E A, Lovorgna J, Hamblen D L (1968) Spatial and temporal variations in cortical bone formation in dogs. J Bone Joint Surg 50A: 1118

97 Hendrich V, Kuner E H, Hoh A (1980) Zur sekundären Osteosynthese nach primär konservativer Vorderarmschaftfrakturenbehandlung. Akt Traumatol 10: 263–267

98 Hert J, Hladikova J (1961) Die Gefäßversorgung des Haversschen Knochens. Acta Anat (Basel) 45: 344–361

99 Hierholzer G, Kleining R, Hörster G (1977) Osteosynthese mit dem Fixateur externe. Unfallchir 3: 209–219

100 Höjer H, Gillquist J, Liljedahl S O (1978) Intramedullary nailing of femoral shaft fractures. Unfallheilkd 81: 398–402

101 Hofmann D, Burger H, Hild P (1980) Festigkeitsuntersuchungen am Fixateur externe unter Biegebeanspruchung. Unfallchir 6: 1–6

102 Hudec M, Hančević J, Schellmann W D (1977) Über das mechanische Zusammenwirken von Implantaten und Knochen nach verschiedenen Osteosyntheseverfahren. Hefte Unfallheilkd 129. Springer, Berlin Heidelberg New York, S 21–28

103 Hulth A, Olerud S (1962) Studies on amputation stumps in rabbits. J Bone Joint Surg 44 B: 431–435

104 Hutzschenreuter P, Perren S M, Steinemann S, Geret V, Klebl M (1969) Some effects of rigidity of internal fixation on the healing pattern of osteotomies. Injury 1: 77–81

105 Jäger M, Dietschi C, Ungethüm M (1973) Experimentelle Untersuchungen zur Bruchlastverminderung der Tibia nach Osteosyntheseplattenentnahme. Hefte Unfallheilkd 117. Springer, Berlin Heidelberg New York, S 34–38

106 Jahna H (1967) Die konservative Behandlung des frischen geschlossenen Unterschenkelschaftbruches. Unfallheilkd 80: 287–298

107 Jahna H (Im Druck) Einfluß der Primärbehandlung auf die Infektionshäufigkeit des geschlossenen und offenen Unterschenkelbruches nach Adaptationsosteosynthese. In: 16. Jahrestagung österreichische Gesellschaft für Unfallchirurgie Salzburg, 3.10. 1980, Hefte Unfallheilkd. Springer, Berlin Heidelberg New York

108 Jaworski Z F, Lok E (1972) The rate of osteoclastic bone erosion in Haversian remodelling sites of adult dog's ribs. Calcif Tissue Int 10: 103–112

109 Jensen J S, Johansen J, Mørch A (1977) Middle third femoral fractures treated with medullary nailing or AO compression plates. Injury 8: 174–181

110 Jünnemann A, Moschinski D, Klaus N (1977) Untersuchungen über die mittlere Konsolidierungsdauer konservativ behandelter Unterschenkelfrakturen. Akt Traumatol 7: 117–123

111 Jungbluth K H (1977) Begründete Indikation für Osteosynthese mit Platten und Schrauben. Hefte Unfallheilkd 129. Springer, Berlin Heidelberg New York, S 75–78

112 Kása G, Kása F (1978) Lagerung und Zugang zur operativen Versorgung von Radius- und Ulnafrakturen beim Hund. Berl Münch Tierärztl Wschr 91: 148–150

113 Kelly P J (1968) Anatomy, physiology and pathology of the blood supply of bones. J Bone Joint Surg 50 A: 766–783

114 Kelly P J (1968) Effect of unilateral increased venous pressure on bone remodelling in canine tibia. J Lab Clin Med 72: 410–418

115 Kinzl L, Perren S, Burri C (1974) Veränderungen mechanischer Qualität der unter Druckplatten liegenden Knochencorticalis (stress protection). Langenbecks Arch Chir Suppl Chir Forum, S 215–216

116 Klapp F (1978) Reparative Vorgänge nach diaphysären und metaphysären Traumen der wachsenden Röhrenknochen. Habilitationsschrift der Med. Fakultät der Universität des Saarlandes, Homburg/Saar

117 Kleining R, Hierholzer G (1976) Biomechanische Untersuchungen zur Osteosynthese mit dem Fixateur externe. Akt Traumatol 6: 71–76

118 Klemm K, Schellmann W D (1972) Dynamische und statische Verriegelung des Marknagels. Unfallheilkd 75: 568–575

119 Klemm K, Schellmann W D, Vittali H P (1974) Die Verriegelungsnagelung des Unterschenkels. Hefte Unfallheilkd 117. Springer, Berlin Heidelberg New York, S 112–118

120 Klümper A (1976) Grundlangen zur intraossären Angiographie am menschlichen Röhrenknochen. Fortschr. Röntgenstr. 125 (2): 129–136

121 Knese K H (1956) Die periostale Osteogenese und Bildung der Knochenstruktur bis zum Säuglingsalter. Z Zellforsch 44: 585—643

122 Knese K H (1966) Cytologische Aspekte der Knochenbildung. Internist 7: 581—590

123 Knese K H, Titschack S (1962) Untersuchungen mit Hilfe des Lochkartenverfahrens über die Osteonstruktur von Haus- und Wildschweinknochen sowie Bemerkungen zur Baugeschichte des Knochens. Morph Jb 102: 337—458

124 Knöfler E W (1967) Die biomechanischen Induktionen bei Knochenbruchheilung. Beilagenheft Zschr Orthopädie 104. Enke, Stuttgart

125 Knöfler E W (1967) Theorie der Knochenregeneration. Beitr Orthop 14: 539—545

126 Köbler H, Wiechell W (1971) Trajektorienverlauf bei der Druckplattenosteosynthese und seine biomechanische Auswirkung. Chirurg 42: 80—65

127 Kuderna H (1977) Die Behandlung offener Stück- und Trümmerbrüche unter besonderer Berücksichtigung der Osteotaxis nach Hoffmann. Unfallheilkd 80: 523—535

128 Küntscher G (1968) Die Marknagelung des Trümmerbruches. Langenbecks Arch Chir 322: 1063

129 Kummer B (1977) Biomechanik — eine moderne traditionsreiche Wissenschaft. Medizin in unserer Zeit 6: 163

130 Kuner E H, Terbrüggen D, Baumann U (1977) 477 operativ und konservativ behandelte geschlossene und offene Unterschenkelfrakturen und deren Ergebnisse. Hefte Unfallheilkd 129. Springer, Berlin Heidelberg New York, S 121—123

131 Kuner E H, Schweikert C H, Weller S, Ullrich K, Kirschner P, Knapp U, Kurock W (1976) Die Marknagelung von Femur und Tibia mit dem AO-Nagel. Erfahrungen und Resultate bei 1591 Fällen. Unfallchir 2: 155—162

132 Labitzke R (1976) Grundsätzliche biomechanische Probleme bei Osteosynthesen. Arch Orthop Unfallchir 84: 27—37

133 Labitzke R, Henze G (1978) Biomechanik des Fixateur externe. Unfallheilkd 81: 546—552

134 Lanyon L E (1974) Experimental support for the trajectorial theory of bone structure. J Bone Joint Surg 56 B: 160—166

135 Lanyon L E, Baggott D G (1976) Mechanical function as an influence on the structure and form of bone. J Bone Joint Surg 58 B: 436—443

136 Larson R L, Kelly P J, Janes J M, Peterson L F A (1961) Supression of the Periosteal and Nutrient Blood Supply of the Femora of Dogs. Clin Orthop 21: 217—225

137 Leitz G (1974) Das mechanische Verhalten von Schien- und Wadenbein. Hefte Unfallheilkd 117. Springer, Berlin Heidelberg New York, S 30—33

138 Lüscher J N, Rüedi Th, Allgöwer M (1978) Erfahrungen mit der Plattenosteosynthese bei 131 Femurschafttrümmerfrakturen. Helv Chir Acta 45: 39—42

139 Maatz R, Lentz W, Graf R (1953) Experimentelle Grundlagen der Transplantation konservierter Knochen. Langenbecks Arch Chir 273: 850

140 Marotti G, Favia A, Zambonin-Zallone A (1972) Quantitative Analysis of the Rate of Secondary Bone Mineralization. Calcif Tissue Int 10: 67—81

141 Martin B (1920) Über experimentelle Pseudarthrosebildung und die Bedeutung von Periost und Mark. Langenbecks Arch Chir 114: 665

142 Martin B (1924) Die sympathische Knochenerkrankung. Langenbecks Arch Chir 129: 45

143 Matter P, Brennwald J, Perren S M (1975) Biologische Reaktion des Knochens auf Osteosyntheseplatten. Helv Chir Acta Suppl 12

144 Maurer P, Zucman J, Lawall J (1965) Rôle de la Vascularisation Perifracturaire et Centro-médullaire dans l'Ostéogénèse Réparatrice. Rev chir orthop répar Appar moteur 51: 229

145 McElfresh E C, Kelly P J (1974) Simultaneous determination of blood flow in cortical bone, marrow and muscle in canine hind leg by femoral artery catheterization. Calcif Tissue Int 14: 301—307

146 Mittelmeier H (1972) Piezoelektrische und spannungsoptische Unterschungen zur Biomechanik der Schraubenosteosynthese. Z Orthop 110: 893—901

147 Mittelmeier H (1973) Osteosynthese mit selbstspannenden Druckplatten. Bücherei des Orthopäden (zit. nach Biehl 1974)

148 Mittelmeier H (1973) Die Platte als Osteosynthesemittel. Zusammenfassender Bericht des Arbeitskreises „Osteosynthese". Z Orthop 111: 639—642

149 Mittelmeier H (1975) Draht und Nagel als Osteosynthesemittel. Med Orthop Tech 95: 49—54

150 Mittelmeier H, Nizard M, Temme Chr (1977) Indikationen, Technik und Komplikationen der Marknagelung aus orthopädischer Sicht. Z Orthop 115: 790—794

151 Müller K H (1979) Indikationen, Komplikationen und Ergebnisse in der Behandlung infizierter Femur-Pseudarthrosen. Arch Orthop Traumat Surg 94: 299—312

152 Müller K H, Müller-Färber J (1978) Die Osteosynthese mit dem Fixateur externe am Becken. Arch Orthop Traumat Surg 92: 273—283

153 Müller K H, Stratmann P, Rehn J (1979) Grundlagen zur kontinuierlichen Spannungsmessung im Frakturspalt nach Fixateur externe-Osteosynthese. Unfallheilkd 82: 183—191

154 Müller M E (1979) Planung einer komplexen intertrochanteren Osteotomie. Z Orthop 117: 145—150

155 Müller M E, Allgöwer M, Schneider R, Willenegger H (1977) Manual der Osteosynthese, 2. Aufl. Springer, Berlin Heidelberg New York

156 Müller W (1924) Neue Experimente zur Frage des Einflusses der mechanischen Beanspruchung auf Knochen und Wachstumszonen. Bruns Beitr Klin Chir 130: 459

157 Müller W (1926) Die Wirkung verminderter Zirkulation auf das Knochengewebe. Langenbecks Arch Chir 142: 610—612

158 Muhr G, Tscherne H, Stockhusen A (1974) Die Behandlung von Unterschenkelbrüchen bei Serienfrakturen der unteren Extremität. Hefte Unfallheilkd 117. Springer, Berlin Heidelberg New York, S 84—86

159 Nelson G E, Kelly P J, Peterson L F A, Janes J M (1960) Blood supply of the human tibia. J Bone Joint Surg 42 A: 625—636

160 Olerud S, Danckwardt-Lilieström G (1971) Fracture healing in compression osteosynthesis. Acta Orthop Scand (Suppl) 137

161 Owen M, Howlett C R, Triffitt J T (1977) Movement of ^{125}J Albumin and ^{125}J Polyvinylpyrrolidone through bone tissue fluid. Calcif Tissue Int 23: 103—112

162 Pandey S, Sharma R K, Mitra N L (1977) Vascular reaction following intramedullary nailing of the tibia in dogs. Int Surg 62 (1): 42—45

163 Pauwels F (1940) Grundriß einer Biomechanik der Frakturheilung. Verh dtsch Orthop Ges 34: 139—182

164 Pauwels F (1965) Gesammelte Abhandlung zur funktionellen Anatomie des Bewegungsapparates. Springer, Berlin Heidelberg New York

165 Perren S, Cordey J (1977) Die Gewebsdifferenzierung in der Frakturheilung. Unfallheilkd 80: 161—164

166 Perren S M, Cordey J, Enzler M, Matter P, Rahn B A, Schläpfer F (1978) Die Mechanik der Plattenstellschraube. Unfallheilkd 81: 211—218

167 Perren S M, Ganz R, Rüter A (1972) Mechanical induction of bone resorption. 4th Int Osteol Sympos Prag

168 Perren S M, Rahn B, Cordey J (1975) Mechanik und Biologie der Frakturheilung. Fortschr Kiefer-Gesichtschir 19: 33—37

169 Perren S M, Huggler H, Russenberger M, Allgöwer M, Mathys R, Schenk R, Willenegger H, Müller M E (1969) The reaction of cortical bone to compression. Acta Orthop Scand (Suppl) 125

170 Pfister U, Frigg R (1980) Die Verklemmung des Marknagels in der Markhöhle der Tibia. Akt Traumatol 10: 117—121

171 Pfister U, Rahn B A, Perren S M, Weller S (1979) Vaskularität und Knochenumbau nach Marknagelung langer Röhrenknochen. Akt Traumatol 9: 191—195

172 Ponlot R (1958) Contribution à l'étude du metabolisme du radiocalcium dans l'os adulte. Arch Biol 69: 441—454

173 Probst J (1973) Indikation der Reosteosynthesen am Unterschenkel. Hefte Unfallheilkd 117. Springer, Berlin Heidelberg New York, S 123—125

174 Pschyrembel W (1964) Klinisches Wörterbuch. De Gryuter, Berlin

175 Putschar W (1937) Der funktionelle Skelettumbau und die sogenannte Belastungsdefor-
mitäten. In: Lubarsch O, Henke P (Hrsg) Handbuch der speziellen pathologischen Anatomie und Histologie, Bd 9, 3. Teil, Knochen und Gelenke. Springer, Berlin, S 617—788

176 Rahn B A (1976) Die polychrome Sequenzmarkierung. Habilitationsschrift der Med
Fakultät der Universität Freiburg i Br

177 Rahn B A (1977) Die polychrome Fluoreszenzmarkierung des Knochenanbaues.
Zeiss Information 85

178 Rahn B A, Perren S M (1976) Die mehrfarbige Fluoreszenzmarkierung des Knochenanbaues. Chem Rundsch 28: 249

179 Raman A (1969) Appositional Growth Rate in Rat Bones Using the Tetracycline
Labelling Method. Acta Orthop Scand 40: 193—197

180 Rehn J (1973) Indikation zur operativen und konservativen Frakturenbehandlung.
Arch Orthop Unfallchir 76: 14—18

181 Rehn J, Katthagen B G (1980) Osteosynthesen oder Operationen am Knochen.
Unfallheilkd 83: 226—232

182 Rehn J, Labitzke R (1973) Die Behandlung des geschlossenen Unterschenkelschaftbruches: Die konservative Therapie. Hefte Unfallheilkd 117. Springer, Berlin Heidelberg New York, S 42—47

183 Reich H (1948) Die Infektion und Regeneration des frischen Knochenbruches unter
besonderer Berücksichtigung der Marknagelung nach Küntscher. Z Orthop 77: 1—40

184 Reurink J, Vermeiden J P W (1977) A possible origin of the osteoclast. Calcif Tissue
Int 24 Suppl R 21

185 Rhinelander F W (1965) Some aspects of the microcirculation of healing bone. Clin
Orthop 40: 12

186 Rhinelander F W (1968) The normal microcirculation of diaphyseal cortex and its
response to fracture. J Bone Joint Surg 50 A: 784—800

187 Rhinelander F W (1973) Effects of medullary nailing on the normal blood supply of
diaphyseal cortex. In: Instructional Course Lectures. The American Academy of
Orthopedic Surgeons. Vol XXII: 161—187

188 Rhinelander F W (1974) Tibial blood supply in relation to fracture healing. Clin
Orthop 105: 34—81

189 Rhinelander F W (1974) The normal circulation of bone and its response to surgical
intervention. J Biomed Mater Res 8: 87—90

190 Rhinelander F W, Nelson C L (1973) The vascular and histologic response of diaphyseal cortex to experimental medullary nailing and reaming. J Bone Joint Surg
55 A: 1767

191 Riedeberger J (1973) Die Küntschernagelung der geschlossenen Unterschenkelfraktur. Behandlungsergebnisse 1958—1972. Hefte Unfallheilkd 119: 74—77

192 Riggs B L, Kelly P J, Jowsey J, Keating F R (1965) Skeletal alterations in hyper-
parathyroidism: Determination of bone formation, resorption and morphologic
changes by microradiography. J Clin Endocr Metab 25: 777—783

193 Ritter G, Grünert A (1973) Zu den biomechanischen Voraussetzungen für Druck-
osteosynthesen an der Tibia. Hefte Unfallheilkd 117. Springer, Berlin Heidelberg
New York, S 28—42

194 Rohde C (1923) Über den Ablauf der Regenerationsvorgänge am Röhrenknochen bei
erhaltener und geschädigter Gefäßversorgung, zugleich ein Beitrag über Herkunft und
Entstehungsbedingungen des Bindegewebes nach Knochenverletzung. Langenbecks
Arch Chir 123: 530—607

195 Roux W (1895) Gesammelte Abhandlungen über Entwicklungsmechanik der Organismen, Bd I und II, W. Engelmann, Leipzig

196 Sadakane T, Nagano K, Onone Y, Sunami Y, Engelhardt P (1978) Anatomische und
biomechanische Untersuchungen zur Femurmarknagelung. Arch Orthop Trauma
Surg 91: 31—37

197 Schenk R (1964) Zur Histologie der primären Knochenheilung. Langenbecks Arch Chir 308: 440

198 Schenk R (1965) Zur histologischen Verarbeitung von unentkaltem Knochen. Acta Anat 60: 3—19

199 Schenk R (1967) Morphometrische Analyse der Umbauvorgänge in der Kompakta des Knochens. In: Weibel E R, Elias H (Hrsg) Quantitative Methods in Morphology. Springer, Berlin Heidelberg New York, S 199—217

200 Schenk R (1978) Histomorphologische und physiologische Grundlagen des Skelettwachstums. In: Weber, Brunner, Freuler (Hrsg) Die Frakturenbehandlung bei Kindern und Jugendlichen. Springer, Berlin Heidelberg New York, S 3—19

201 Schenk R K (1978) Die Histologie der primären Knochenheilung im Lichte neuer Konzeptionen über den Knochenumbau. Unfallheilkd 81: 219—227

202 Schenk R K (1980) Vortrag AO-Basis-Kurs. Davos Dezember

203 Schenk R K, Merz W A, Müller J (1969) A quantitative histological study of bone resorption in human cancellous bone. Acta Anat (Basel) 74: 44—53

204 Schenk R, Willenegger H (1963) Zum histologischen Bild der sogenannten Primärheilung der Knochenkompakta nach experimentellen Osteotomien am Hund. Experientia (Basel) 19: 593—595

205 Schenk R, Willenegger H (1964) Zur Histologie der primären Knochenheilung. Langenbecks Arch Chir 308: 440—451

206 Schenk R, Willenegger H (1967) Morphological findings in primary fracture healing. Symp Biol Hung 7: 75

207 Schenk R, Willenegger H (1977) Histologie der primären Knochenheilung. Unfallheilkd 80: 155—160

208 Schink W (1968) Beurteilung und Behandlung von Verletzungen der Gliedmaßen. Langenbecks Arch Chir 322: 308

209 Schmelzeisen H et al. (1979) Infektpseudarthrose des Tibiaschaftes. Klinische Studie an 252 Fällen (Deutsche Sektion der AO). Akt Traumatol 9: 57—63

210 Schneider R (1971) Die Gefahren der Osteosynthese. Akt Chir 2: 89—102

211 Schumacher S (1935) Zur Anordnung der Gefäßkanäle in der Diaphyse langer Röhrenknochen des Menschen. Z Mikr Anat Forsch 38: 145—160

212 Schweiberer L (1970) Experimentelle Untersuchungen von Knochentransplantaten mit unveränderter und mit denaturierter Knochengrundsubstanz. Ein Beitrag zur kausalen Osteogenese. Hefte Unfallheilkd 103. Springer, Berlin Heidelberg New York

213 Schweiberer L (1971) Neuere Ergebnisse zur Knochenregeneration und ihre klinische Bedeutung. Langenbecks Arch Chir 329: 986—995

214 Schweiberer L (1971) Bündelnagelung der Tibia. Therapiewoche 21: (43) 3334

215 Schweiberer L (1975) Weichteilschaden beim Knochenbruch. Langenbecks Arch Chir 339: 462—467

216 Schweiberer L (1977) Verhütung und Behandlung von Infektionen nach Osteosynthesen. Chirurg 48: 1—5

217 Schweiberer L (1978) Nekrosepseudarthrose. Unfallheilkd 81: 1—10

218 Schweiberer L, Bös T, Poeplau P (1974) Verzögerte Bruchheilung. Akt Traumatol 4: 163—173

219 Schweiberer L, Dambe L T, Eitel F, Klapp F (1974) Revascularisation der Tibia nach konservativer und operativer Frakturenbehandlung. Hefte Unfallheilkd 119. Springer, Berling Heidelberg New York, S 18—26

220 Schweiberer L. Eitel F (1977) Bone Transplantation in Animals and in Man. In: Masshoff J W (Hrsg) Transplantation. Handbuch der Allgemeinen Pathologie VI/8, S 617—648

221 Schweiberer L, Eitel F (1980) Pathophysiologie der Frakturheilung. In: Zenker R, Deucher F, Schink W (Hrsg) Chirurgie der Gegenwart IVa/55. Urban und Schwarzenberg, München Wien Baltimore

222 Schweiberer L, Klapp F, Chevalier H (1975) Platten- und Schraubenosteosynthese bei Frakturen und Pseudarthrosen des Ober- und Unterschenkels, gute, relative Indikationen, Ergebnisse. Chirurg 46: 155—160

223 Schweiberer L, Lindemann M (1973) Infektion nach Marknagelung. Chirurg 44: 542
224 Schweiberer L, Schenk R (1977) Histomorphologie und Vascularisation der sekundären Knochenbruchheilung. Unfallheilkd 80: 275—286
225 Schweiberer L, van de Berg P A, Dambe L T (1970) Das Verhalten der intraossären Gefäße nach Osteosynthese der frakturierten Tibia des Hundes. Therapiewoche 20: 1330
226 Sedlin E D, Villanueva A R, Frost H M (1963) Age variations in the specific surface of Howship's lacunae as an index of human bone resorption. Anat Rec 146: 201—207
227 Shim S S (1968) Physiology of blood circulation of bone. J Bone Joint Surg 50 A: 812—824
228 Shim S S, Patterson F P, Copp D H (1971) Blood flow through different regions of long bone measured by a bone-seeking radioisotopic method. Surg Gynec Obstet 132: 58—60
229 Staubesand J (1961) Der Raumfaktor als prägendes Prinzip des präterminalen Strombahnmusters. Bibl anat Vol 1: 317—322
230 Stringa G (1957) Studies of the vascularisation of bone grafts. J Bone Joint Surg 39 B: 395
231 Stürmer K M (1980) Die Schafstibia als Tiermodell für die Marknagelung. Unfallheilkd 83: 341—345, 346, 433
232 Tappen N C (1977) Three dimensional studies of resorption spaces and developing osteons. Am J Anat 149: 301—331
233 Trias A, Fery A (1979) Cortical circulation of long bones. J Bone Joint Surg 61 A: 1052—1059
234 Trojan E (1973) Indikation zur konservativen und operativen Behandlung und Nachbehandlung bei Ellenbogenfrakturen des Erwachsenen. Hefte Unfallheilkd 114. Springer, Berlin Heidelberg New York, S 24—27
235 Trueta J, Cavadias A X (1955) Vascular chances caused by the Küntscher type of nailing. J Bone Joint Surg 37 B: 492—505
236 Tscherne H (1971) Gefahren der Osteosynthese: Indikationsfehler. Langenbecks Arch Chir 329: 1136—1143
237 Tscherne H, Schmit-Neuerburg K P (1974) Indikation zur Operation von Frakturen langer Röhrenknochen. Heberer G, Hegemann G (Hrsg) Springer, Berlin Heidelberg New York
238 Tscherne H, Trentz O (1977) Operationstechnik und Ergebnisse bei Mehrfragment- und Trümmerbrüchen des Femurschaftes. Sammelstudie der Deutschen Sektion der AO International. Unfallheilkd 80: 221—230
239 Uhthoff K H, Dubuc F (1971) Bone structure changes in the dog under rigid fixation. Clin Orthop 81: 165—170
240 Uhthoff K H, Bardos D (1978) The use of titanium-6A1-4V-plates in the treatment of fractures. Transact 24th Annual Meeting of the Orthopaedic Research Society 3: 29
241 van de Berg P A (1972) Revascularisation osteotomierter langer Röhrenknochen nach stabiler und instabiler Osteosynthese durch intra- und extramedulläre Kraftträger. Ann Univers Saraviensis XIX 3
242 Vanderhoeft P J, Kelly P J, Peterson L F A (1962) Determination of Growth Rates in Canine Bone by Means of Tetracycline-Labeled Patterns. Lab Invest 11: 714—726
243 Vanderhoeft P J, Peterson L F A, Kelly P J (1962) A method for correlative analysis of microradiogram and tetracycline fluorophore of puppy's bone. Proc Mayo Clin 37: 229—235
244 Vecsei V, Kalla J (1977) Die begründete Indikation für die Federnagelung. Hefte Unfallheilkd 129. Springer, Berlin Heidelberg New York, S 89—94
245 Villanueva A R, Sedlin E D, Frost H M (1963) Variations in Osteoblastic Activity with Age by the Osteoid Seam Index. Anat Rec 146: 209—213
246 Weber B G (1975) Zuggurtungsosteosynthesen mit Draht. Chirurg 46: 102—105

82

247 Weller S (1977) Begründete Indikationen für die Anwendung des Marknagels. Hefte Unfallheilkd 129. Springer, Berlin Heidelberg New York, S 78–84

248 Whiteside L A, Lesker P A (1978) The Effects of Extraperiosteal and Subperiosteal Dissection on Fracture Healing. J Bone Joint Surg 60 A: 26–30

249 Whiteside L A, Ogata K, Lesker P, Reynolds F C (1978) The acute effects of periosteal stripping and medullary reaming on regional bone blood flow. Clin Orthop 131: 266–272

250 Wilde C D, Stürmer K M, Weiss H (1977) Veränderungen der Knochenstruktur durch Plattenosteosynthese am Röhrenknochen bei Versuchstieren im Wachstumsalter. Langenbecks Arch Chir Suppl Chir Forum, S 85–89

251 Willenegger H (1972) Licht und Schatten über der Indikation zur Knochenbruchbehandlung. Unfallheilkd 75: 455–468

252 Willenegger H (1975) Verplattung und Marknagelung bei Femur- und Tibiaschaftfrakturen: Pathophysiologische Grundlagen. Chirurg 46: 145–151

253 Willenegger H (1980) 20 Jahre Arbeitsgemeinschaft für Osteosynthesefragen. Langenbecks Arch Chir 352: 358–364

254 Willenegger H, Perren S M, Schenk R (1971) Primäre und sekundäre Knochenbruchheilung. Chirurg 42: 241–252

255 Widmer U, Gmür D, Stühmer G, Doering M, Bianchini G (1977) Die Behandlung der Unterschenkelfraktur mit der funktionell konservativen Methode (Dehne-Sarmiento) Unfallheilkd 80: 303–311

256 Wolff J (1892) Das Gesetz der Transformation der Knochen. Hirschwald, Berlin

257 Yamagishi M, Yoshimura Y (1955) Biomechanics of fracture healing. J Bone Joint Surg 37 A: 1035–1068

258 Yasuda J (1977) Fundamental aspects of fracture treatment. Clin Orthop 124: 5–8

259 Zenker H (1974) Entwicklung und Erprobung einer elastischen Osteosyntheseplatte im Tierexperiment. 156. Kolloquium der Med Fakultät der Ludwig-Maximilian-Universität München, 17. Juli

260 Zenker H (1975) Entwicklung und Erprobung einer elastischen Osteosyntheseplatte. Fortschr Med 93: 942

7. Sachverzeichnis

84

Indikation zur Operation

Herausgeber: G. Heberer, L. Schweiberer
Mit Beiträgen von zahlreichen Wissenschaftlern

2., völlig neu bearbeitete und erweiterte Auflage.
1981. 437 Abbildungen in 633 Einzeldarstel-
lungen, 252 Tabellen. XXIII, 1053 Seiten
Gebunden DM 428,–
ISBN 3-540-10385-6

Die Indikation zum chirurgischen Eingriff steht
für alle operativen Fach- und Teilgebiete sowie
die zuweisenden Disziplinen als Grundproblem
im Mittelpunkt ärztlichen Handelns.

Nachdem die erste Auflage dieses Buches vergrif-
fen war, haben neue Erkenntnisse in Diagnostik
und Therapie eine zweite Auflage notwendig gemacht. Dabei finden moderne Untersuchungsver-
fahren und aktuelle therapeutische Konzepte auf
den verschiedensten Gebieten besondere Berücksichtigung. Das Kapitel über Unfallchirurgie
wurde völlig neu gestaltet und wesentlich erweitert,
da im letzten Jahrzehnt hervorragende Verfahren
in der operativen Knochenbruchbehandlung brei-
ten Eingang in die tägliche Routinechirurgie gefunden haben.

Neu aufgenommen – und wegen der Aktualität
allen Kapiteln vorangestellt – wurde ein Kapitel
über ärztliche Verantwortung und ärztlich-recht-
liche Fragen zur Operationsindikation mit Einzel-
beiträgen von Juristen, Gerichtsmedizinern und
Chirurgen. Es will dem Operateur insbesondere
vor Risikoeingriffen Richtschnur und Hilfe zur
kritischen Indikationsfindung sein.

Somit kann „der erfahrende Chirurg seine eigene
bisherige Indikationsstellung an Hand dieses
Buches überprüfen und den jüngeren oder in der
Facharztausbildung befindlichen Kollegen wird
beim Lesen dieses Buches eindeutig klar, daß
Chirurgie nicht nur Operieren bedeutet. Ganz ent-
scheidend für die Resultate in der Chirurgie sind
eine richtige Diagnosestelltung in Zusammen-
arbeit mit anderen Fachkollegen und die auf
dieser Grundlage erarbeitete Operationsindikation." (Der Chirurg)

Chirurgie der Infektionen

Herausgeber: W. Schmitt, S. Kiene

2., überarbeitete und erweiterte Auflage. 1981.
563 zum Teil farbige Abbildungen, 63 Tabellen.
648 Seiten
Gebunden DM 238,–
ISBN 3-540-10644-8
Vertriebsrechte für die sozialistischen Länder:
Barth Verlag, Leipzig

Im Alltagsbetrieb aller operativ tätigen Ärzte spielt
die septische Chirurgie heute mehr denn je eine
nicht zu unterschätzende Rolle. Dieses aktuelle
Wissen geschlossen zur Darstellung zu bringen ist
Zielsetzung dieses Werkes, das jetzt in 2., überar-
beiteter Auflage vorliegt.

Im allgemeinen Teil werden die biologischen
Aspekte der normalen und durch Infektion gestör-
ten Wundheilung, einschließlich immunbiolo-
gischer Faktoren, der lokalen und allgemeinen
Antibiotikaanwendung sowie der Bekämpfung des
Hospitalismus erörtert.

Im speziellen Teil werden alle bekannten septischen Krankheitsbilder der operativen Fächer
(Chirurgie, Traumatologie, Gynäkologie, Uro-
logie, HNO, Ophthalmologie, Kiefer- und Neuro-
chirurgie) einschließlich spezifischer und tro-
pischer Infektionen ausführlich abgehandelt. Das
reich illustrierte Werk stellt die zur Zeit umfas-
sendste Informationsquelle auf diesem so bedeu-
tungsvoll gewordenen Gebiet dar.

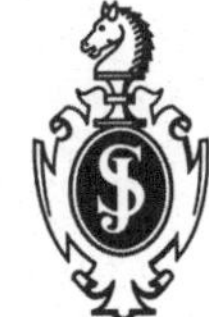

Springer-Verlag Berlin Heidelberg New York

Hefte zur Unfallheilkunde

Beihefte zur Zeitschrift „Unfallheilkunde/Traumatology"
Herausgeber: J. Rehn, L. Schweiberer